识汉字
认中药

主　编　卢　颖

副主编　冯林敏　刘　青

编　委　潘激扬　张艺馨　甄雪燕

　　　　张丹英　王珊珊　韩　玉

U0307083

全国百佳图书出版单位
中国中医药出版社
·北　京·

图书在版编目（CIP）数据

识汉字 认中药 / 卢颖主编 . —北京：中国中医药
出版社，2022.3
ISBN 978-7-5132-7315-2

Ⅰ . ①识… Ⅱ . ①卢… Ⅲ . ①中药材—普及读物
Ⅳ . ① R282-49

中国版本图书馆 CIP 数据核字（2021）第 243019 号

中国中医药出版社出版

北京经济技术开发区科创十三街 31 号院二区 8 号楼
邮政编码 100176
传真 010-64405721
河北新华第二印刷有限责任公司印刷
各地新华书店经销

开本 710×1000 1/16 印张 14.75 字数 202 千字
2022 年 3 月第 1 版 2022 年 3 月第 1 次印刷
书号 ISBN 978 – 7 – 5132 – 7315-2

定价 75.00 元
网址 www.cptcm.com

服 务 热 线 010-64405510
购 书 热 线 010-89535836
维 权 打 假 010-64405753

微信服务号 zgzyycbs
微商城网址 https://kdt.im/LIdUGr
官 方 微 博 http://e.weibo.com/cptcm
天猫旗舰店网址 https://zgzyycbs.tmall.com

如有印装质量问题请与本社出版部联系（010-64405510）
版权专有 侵权必究

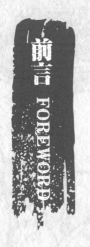

前言 FOREWORD

　　中医药有着悠久的历史，蕴含着中华民族博大精深的智慧，是中华文明的璀璨瑰宝，为中华民族的繁衍昌盛做出了巨大贡献，也对世界文明产生了深远的影响。据世界卫生组织不完全统计，青蒿素治疗疟疾在世界范围内已经挽救了数百万人的生命，每年治愈患者上亿人。中医药是中国的，也是世界的。让中医药走向世界，是习近平同志在广东考察时提出的振奋人心的号召。中医药目前已经传播至196个国家与地区，尤其是针灸、气功、太极受到越来越多国际友人的喜爱，全球接受过中药、针灸、推拿或气功治疗的人数已达世界总人口的三分之一以上。《中国国家形象全球调查报告2019》指出：对于海外受访者，中医药与中餐、武术是最能代表中国文化的三个元素，中医药已经连续五年入选此调查报告，其中在接触或体验过中医药文化的受访者中，高达81%的受访者对中医药文化持有好印象，由此可见，中医药文化在国际范围内也已得到一定认可。中医药走向世界，目的是让中医药优质的健康医疗服务惠及世界、造福人类。

近几年来，博大精深的中医药文化传播活动也逐渐遍地开花，中医药文化进社区、进学校、研学活动，等等，在提高中国文化软实力、增加民族自信心方面发挥了重要作用。与此同时，国家高度重视中医药文化的国际传播，中共中央国务院、国家卫生健康委员会等先后颁布了10余项与中医药国际化发展相关的政策和文件。目前中医药文化国际传播主要依托海外中医中心、孔子学院等组织，以中医药文化节、名医诞辰、祭祀大典等传播形式来实施，而这些中医药文化传播内容中，多注重中医的诊疗、针灸等非药物疗法，关于中药的介绍与体验，目前仍处于空白状态，中药文化的主题教材缺少的现状亟待解决。

中药来源广泛，品种繁多，名称各异，每一味中药都蕴含着深厚的文化底蕴，尤其在中药名称上体现得淋漓尽致。药名其源，或源于饮食文化，或源于功效主治，或源于形色气味，或源于产地时令，中药与文化两相交融，中药名称成为中国文化的一个特殊载体。正是基于此，本书选取了100味常用中药（99味植物药，1味矿物药）介绍。全书分为六个单元，第一单元中医药术语主要介绍中医药的基本术语，第二到第六单元介绍100味常用中药，从药食两用、功效作用、形色气味、产地时令、文化传承方面引导读者走进中药的世界。每一单元以中药为主线，中药名称注有拼音，中药名下有英文名。中药知识方面，介绍其来源、性味、归经、功效；中药文化方面，或是传奇故事、趣闻轶事，或是诗词歌赋，又或是古法炮制、食疗药膳等。每味中药都配有原植物（矿物）、饮片的高清图片，以及中国风格的原创插图。本书可以让读者通过汉字学习探索中药之趣；通过植物（矿物）、饮片图片了解中药之形；通过古今传说故事感受中医药文化；通过简明插画欣赏中医药之美。我们希望能够将汉字学习与中药文化的传播有机结合，架起中西方文化之间中医药知识及文化认知的桥梁。通过本书的学习，可以掌握214个汉字，了解基本的中医药术语和100味常用中药，在识字认药的同时，感受中国传统文化的魅力和中医药的博大精深。

　　本书的编撰得到教育部国际中文教育重点项目基金支持，将作为其资源教材，用于汉办基地、孔子学院、海外中医中心等各种机构的中文教育。同时，本书设计精美，图文并茂，中药植物图片均为实地拍摄，传说故事进行原创绘画，内容有趣，通俗易懂，可以作为中药科普读物，用于国内学龄前及义务教育阶段的中医药科普教育。2021年1月，教育部提出要将中医药文化知识全面纳入义务教育课程体系，加大中医药文化知识在义务教育阶段的推广力度，本书可作为中药文化科普教材，发挥文化育人作用。

　　本书中药用植物图片由马泽新、冼建春、周重建、刘基柱、杨根锚等提供，原创故事绘图由秦泽琳、刘采葭创作，中药饮片图片由本草博物公司拍摄，在此深表谢意！

　　由于时间仓促，水平所限，书中可能会有一些欠妥之处，敬请广大师生和读者在使用过程中提出宝贵意见，以便不断修订完善。

本书编委会

2021年4月

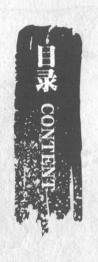

目录
CONTENT

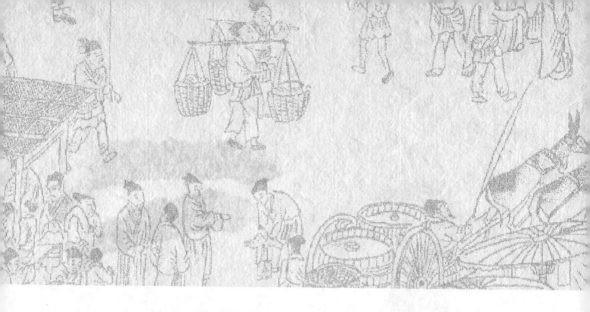

第三单元　功效作用

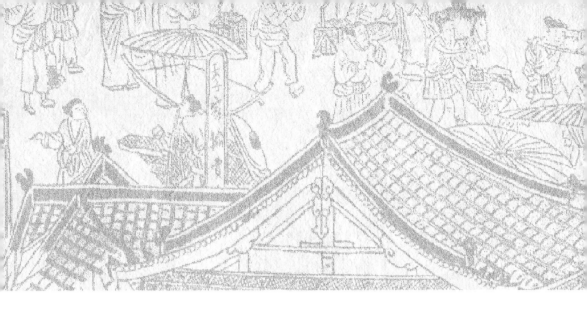

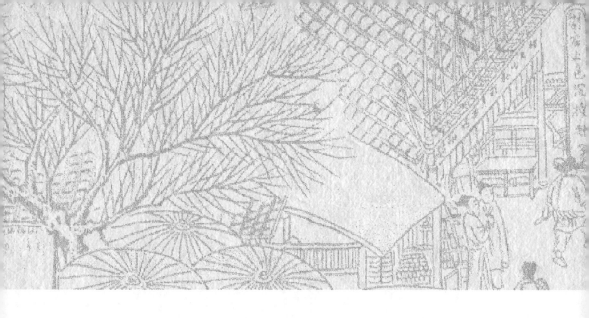

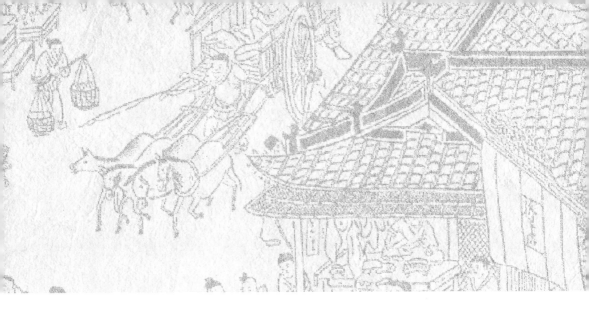

第一单元 中医药术语

　　中医药术语是中医药学的专门用语，具有鲜明的中国特色，是中华民族医学体系的璀璨结晶，是中医药文化的核心组成，是中医药文化传播与交流的重要工具，是人类科学进步过程中的宝贵财富。了解和理解中医药术语，是学习和传承中医药文化的前提和基础。

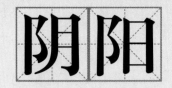

阴阳

yīn yáng

yin-yang

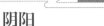

阴阳

阴阳是中国古代哲学的一对范畴,最初含义是表示阳光的向背。向日为阳,背日为阴,后来引申为气候的寒暖,方位的下上、左右、内外,运动状态的宁静和躁动等。

一般来说,凡是剧烈运动着的、外向的、上升的、温热的、明亮的,都属于阳;相对静止的、内守的、下降的、寒冷的、晦暗的,都属于阴。

阴阳具有对立、统一和互化的特点。阴阳既可以表示相互对立的事物,又可用来分析一个事物内部所存在着的相互对立的两个方面。事物的阴阳属性是相对的,在一定条件下,阴和阳之间可以发生相互转化。

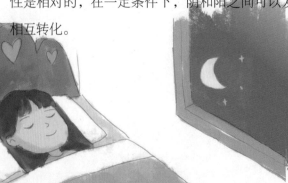

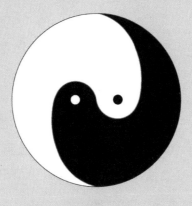

阴 阳 鱼

阴阳鱼

　　阴阳鱼也称"太极图"，它是反映我国传统哲学中辩证思想的一种象征性符号。白鱼代表阳，黑鱼代表阴，黑白两个鱼形图案拼成一个完整的圆形，表示阴阳是一个整体，同时也喻示阴阳相互转化又相互对立的基本道理。由鱼尾至鱼头，是阴或阳由弱小到壮大的一个过程，鱼眼（黑鱼中的白点或白鱼中的黑点）代表着阴中有阳、阳中有阴，阴阳相互依存的关系，呈旋转对称的（鱼头衔鱼尾）图形表示阴阳之间是可以相互转化的，即阳盛极而阴生，阴盛极而阳生。同时，黑白分明又表示阴阳之间是相互克制的。

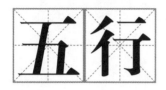

五行

wǔ xíng

five phases

古人把宇宙万物划分为五种性质的事物，即木、火、土、金、水，并称为"五行"。五行是中国古代哲学的一种系统观，是用来说明宇宙万物的形成及其相互关系的，广泛用于中医、风水、命理、相术和占卜等方面。

事物的五行属性，并不等同于木、火、土、金、水，而是采用"取象比类"的方法，将事物的性质、作用或形象与五行特性相类比，从而得出事物的五行属性。

木火土金水

mù huǒ tǔ jīn shuǐ

wood fire earth metal water

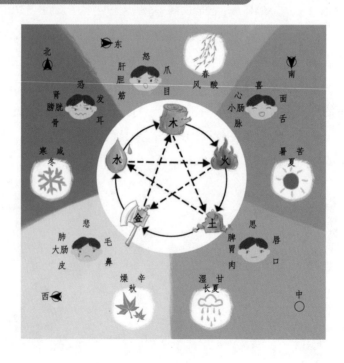

中医的五行学说是以五行之特性，说明五脏（肝、心、脾、肺、肾）的主要功能，形成了以五脏为主体，外应五方（东、南、中、西、北）、五季（春、夏、长夏、秋、冬）、五气（风、暑、湿、燥、寒），内联五官（目、舌、口、鼻、耳）、形体（筋、脉、肉、皮、骨）、情志（怒、喜、思、悲、恐）等的功能系统，也说明了人体的内环境与外在自然界之间的统一和联系。

五行之间存在着相生相克关系。

相生，是指某一事物对另一事物具有促进、助长和资生的作用。五行相生的次序是：木生火，火生土，土生金，金生水，水生木。

相克，是指某一事物对另一事物具有抑制、制约、克服的作用。五行相克的次序是：金克木，木克土，土克水，水克火，火克金。

以木为例。树木得到水就生长茂盛，曰水生木；铁的斧头能够把树砍伤砍倒，曰金克木；木柴可使火焰更旺，曰木生火；树木根植于土壤，约束土的行为并从土中汲取养分，曰木克土。

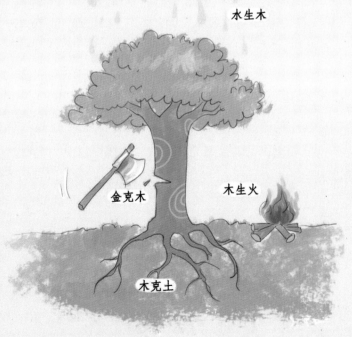

五脏

wǔ zàng

five *zang* organs

肝心脾肺肾

gān xīn pí fèi shèn

liver heart spleen lung kidney

在解剖形态方面，五脏为实质性器官，六腑为空腔性器官。中医学里的脏腑，除了指解剖的实质脏器外，更多是对人体生理功能和病理变化的概括，虽然与西医的脏器名称大多相同，但概念、功能不完全一致。如中医认为：心主神明，主血脉；肝藏血，主疏泄；脾统血，主运化；肺司呼吸，主宣发；肾藏精，主生殖发育。

此外，中医中的三焦，是上、中、下三焦的合称，既是体腔的划分概念，也是作为六腑之一的功能概念。一般认为膈肌以上为上焦，包括心、肺；膈肌以下至脐以上为中焦，包括脾、胃、肝、胆；脐以下为下焦，包括肾、大肠、小肠、膀胱。

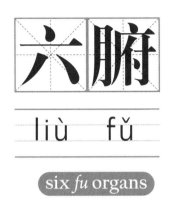

六腑

liù fǔ

six *fu* organs

胆 小肠 胃 大肠 膀胱 三焦

dǎn　xiǎocháng wèi　dàcháng pángguāng　sānjiāo

gallbladder　small intestine　stomach　large intestine　bladder　*san jiao*

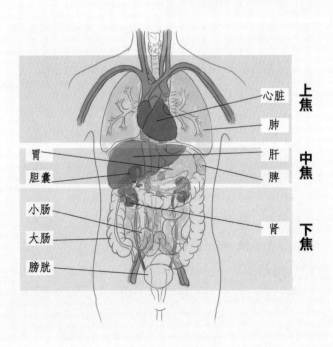

心脏　上焦
肺

胃　　肝　中焦
胆囊　脾

小肠　　　　下焦
大肠　　肾
膀胱

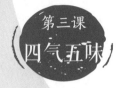
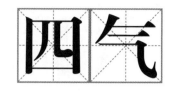

四气

sì qì

four natures

寒热温凉

hán rè wēn liáng

cold hot warm cool

四气，是指寒、热、温、凉四种不同的药性，又称四性。它是根据药物作用于人体所产生的不同反应和所获得的疗效而归纳总结出来的，与所治疗疾病的性质是相对而言的，与药物的温度无关。

能够减轻或消除热证的药物，一般属于寒性或凉性；能够减轻或消除寒证的药物，一般属于热性或温性。寒凉药用治阳热证，温热药用治阴寒证，是临床必需遵循的基本用药规则。

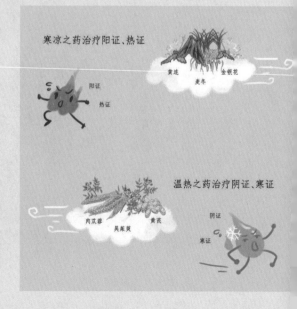

寒凉之药治疗阳证、热证

黄连　麦冬　金银花

阳证
热证

温热之药治疗阴证、寒证

肉苁蓉　吴茱萸　黄芪

阴证
寒证

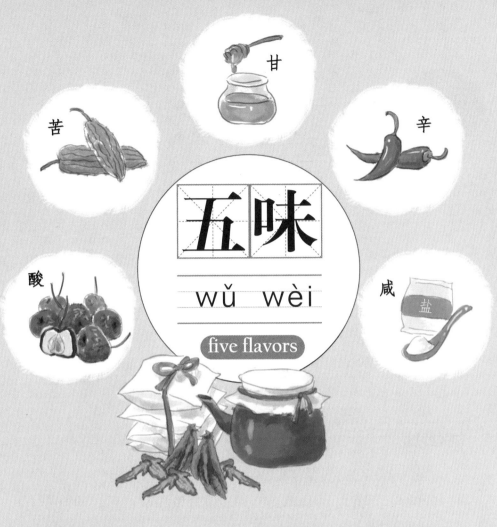

五味

wǔ wèi

five flavors

甘

辛

苦

酸

咸

酸苦甘辛咸

suān kǔ gān xīn xián

spicy sweet sour bitter salty

五味，是指药物有酸、苦、甘、辛、咸五种不同的味道，同时也是药物作用的高度概括。例如：辛味药具有发散、行气行血的作用；甘味药具有补益、调和药性和缓急止痛的作用；酸味药具有收敛、固涩的作用；苦味药具有清泄火热、通泻大便、燥湿的作用；咸味药具有泻下通便、软坚散结的作用。

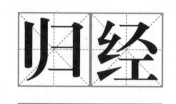

guī jīng

meridian tropism

归经是指药物作用的定位，表示药物在机体作用的部位，指明药物治病的适用范围和疗效所在，即某药对某些脏腑经络有特殊的亲和作用，因而对这些部位的病变起着主要的治疗作用。例如广藿香归脾、胃二经，说明它有治疗脾胃病证的功效；桔梗归肺经，说明它有治疗肺部病证的功效。

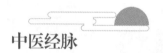

中医经脉

中医的经络系统主要由经脉、络脉组成，是人体内运行气血、联络脏腑、沟通内外、贯穿上下的通路。其中经脉是经络系统的主干，深埋在里，分为正经和奇经两大类。

正经有十二条，即手太阴肺经、手厥阴心包经、手少阴心经、手阳明大肠经、手少阳三焦经、手太阳小肠经、足太阴脾经、足厥阴肝经、足少阴肾经、足阳明胃经、足少阳胆经、足太阳膀胱经，合称"十二经脉"。

奇经有八条，即督脉、任脉、冲脉、带脉、阴跷脉、阳跷脉、阴维脉、阳维脉，合称"奇经八脉"，有统率、联络和调节十二经脉的作用。

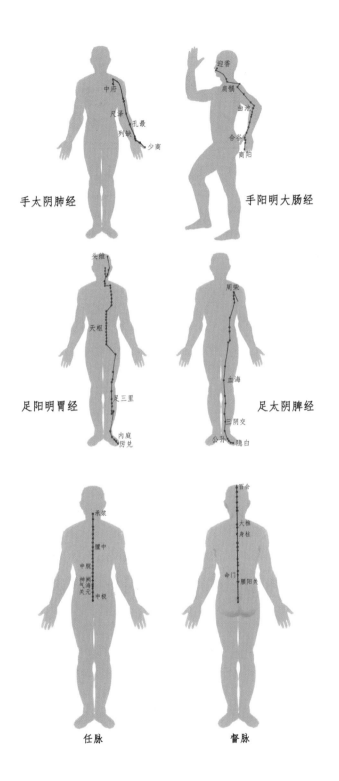

手太阴肺经

手阳明大肠经

足阳明胃经

足太阴脾经

任脉

督脉

道地药材

dào dì yào cái

authenic medicinal substances

道地药材是优质中药材的代名词，是指在特定的区域内所出产的，历史悠久、产地适宜、品质优良、产量丰富、加工考究、疗效稳定可靠并得到公众认可的药材。道地药材名前多冠以地名，以示其道地产区，如"怀山药""广藿香""川贝母""建泽泻"，等等。

中国著名的道地药材有200多种，按传统产区分为关药、川药、怀药、浙药、广药、北药、西药、云贵药、江南药、藏药10大产区。

"四大怀药"是指古怀庆府（今河南省焦作温县、沁阳、博爱、武陟等地）所产的山药、牛膝、地黄、菊花四种中药。

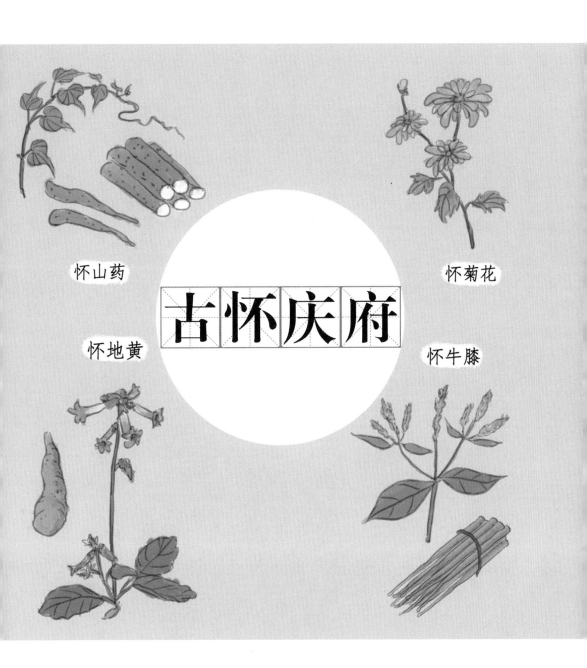

怀山药

怀菊花

怀地黄

怀牛膝

古怀庆府

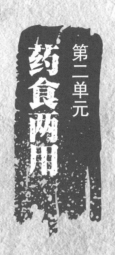

第二单元

药食两用

中药是古代先人们在寻找食物，与疾病做斗争的长期生存实践过程中发现的，因而有"药食同源"的说法。

在中药中，有一部分既有一定的药用价值，同时又可作为食物使用，这部分中药，称为"药食两用"品，可做成粥品、菜品、茶饮、汤品等，用于人们日常养生保健。

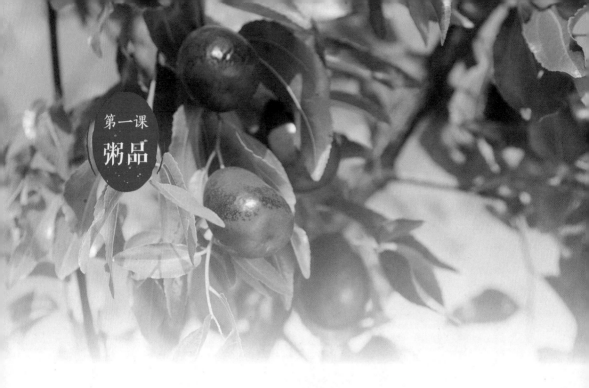

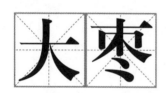

大枣

dà zǎo

Chinese Date

【来源】鼠李科植物枣*Ziziphus jujuba* Mill.
的干燥成熟果实。

【性味】甘，温。

【归经】归脾、胃、心经。

【功效】补中益气，养血安神。

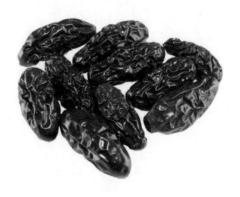

清平乐·检校山园书所见

宋·辛弃疾

连云松竹，万事从今足。

拄杖东家分社肉，白酒床头初熟。

西风梨枣山园，儿童偷把长竿。

莫遣旁人惊去，老夫静处闲看。

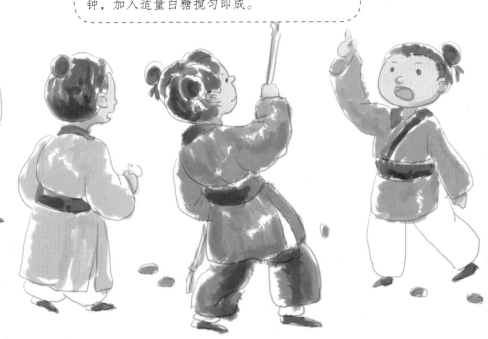

红枣桂圆粥

材料：糯米100克，红枣20枚，桂圆肉50克。

做法：将糯米、红枣、桂圆肉同放锅内，加水1000毫升，大火烧开，再用小火煮45分钟，加入适量白糖搅匀即成。

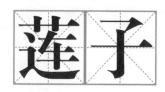

莲子

lián zǐ

Lotus Seed

【来源】睡莲科植物莲*Nelumbo nucifera* Gaertn. 的干燥成熟种子。

【性味】甘、涩，平。

【归经】归脾、肾、心经。

【功效】补脾止泻，止带，益肾涩精，养心安神。

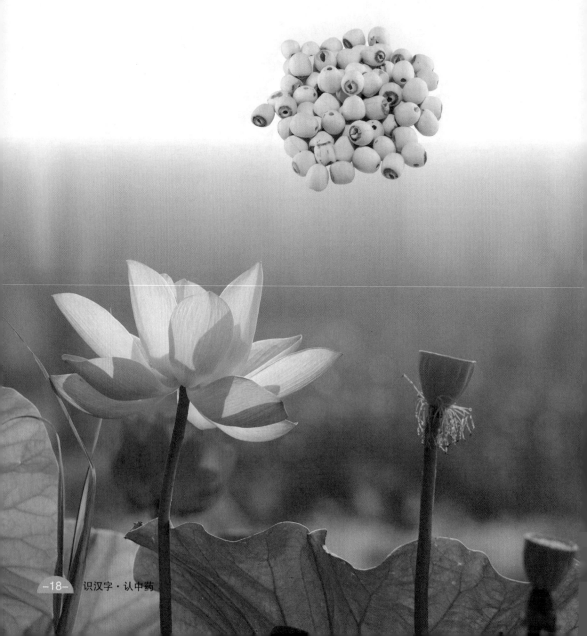

古诗名篇

爱莲说

宋·周敦颐

予独爱莲之出淤泥而不染，
濯清涟而不妖，中通外直，
不蔓不枝，香远益清，亭亭净植，
可远观而不可亵玩焉。

莲子羹

材料：莲子50克，干银耳1朵，枸杞子20粒，冰糖20克。

做法：将莲子、银耳提前泡发4~6小时，入砂锅中，加入清水1500毫升，大火煮开，改用小火炖60分钟后，加入枸杞子、冰糖继续煮10分钟左右即可。

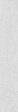

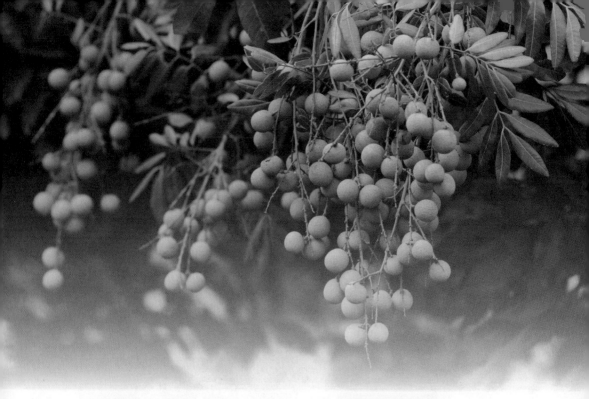

龙眼肉

lóng yǎn ròu

Longan Aril

【来源】无患子科植物龙眼*Dimocarpus longan* Lour. 的假种皮。

【性味】甘，温。

【归经】归心、脾经。

【功效】补益心脾，养血安神。

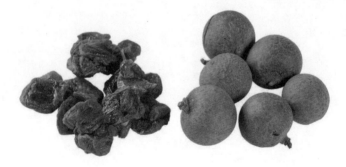

强身健体的龙眼

　　相传哪吒闹海，打死了东海龙王的三太子，还挖了龙眼。那时正好有个叫海子的穷孩子生病，哪吒便把龙眼让他吃了。海子吃了龙眼后病好了，长成了一名彪形大汉，活到一百多岁。海子死后，在他坟上长出一棵树，树上结满果实。这果实去皮则晶莹剔透，隐约可见内里有黑褐色果核，极似眼珠。于是，人们就把这种果子称为"龙眼"。

　　龙眼即是桂圆，一般鲜果称为龙眼，晒干后称为桂圆。

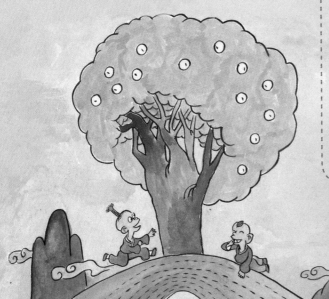

桂圆八宝粥

材料：大米100克，龙眼肉、花生、大枣、莲子、桑椹、山药、胡桃仁各10克，白糖适量。

做法：将上述各种材料洗净，共入锅中，加清水1500毫升煮粥，待熟时加白糖调味服食。

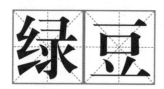

绿豆

lǜ dòu

Mung Bean

【来源】豆科植物绿豆*Phaseolus radiatus* L. 的干燥种子。

【性味】甘，寒。

【归经】归心、胃经。

【功效】清热解毒，消暑。

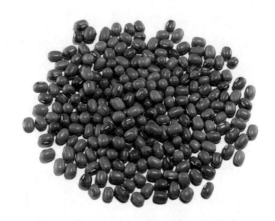

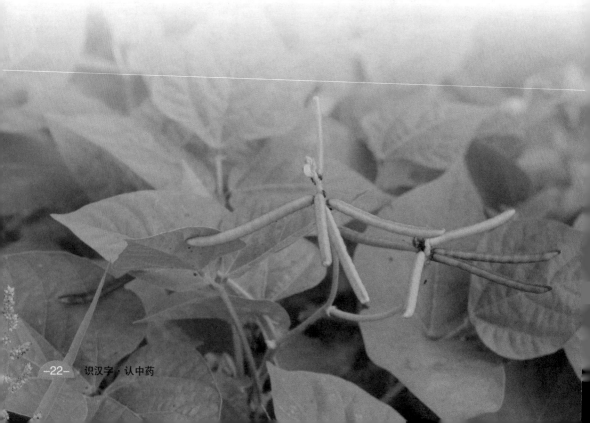

小绿豆大效果

很久以前，有一个漂亮姑娘特别爱上火，一到夏天就满脸长粉刺，还常中暑。这年，夏天又到了，害怕脸上长痘的姑娘甚是心烦，没有胃口。正好亲戚送来了绿豆，她怕吃不完会发霉，所以，煮粥的时候，就往里面放了一些绿豆，整个夏天，她都喝着绿豆粥。奇怪的是，这个夏天她既没长粉刺，也没中暑，变得更漂亮了。姑娘欣喜若狂，没想到，这小小的绿豆还有这么神奇的功能。一传十，十传百，后来人人都知道绿豆有清热解暑，排毒美容的功效。现在，绿豆已经成了夏季解暑、保健之佳品。

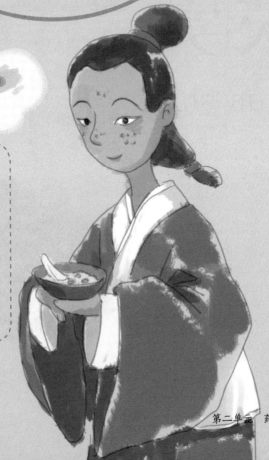

绿豆粥

材料：大米100克，绿豆50克，白糖适量。

做法：大米、绿豆淘洗干净，加清水共煮为粥，将熟时加入白糖调味即成。

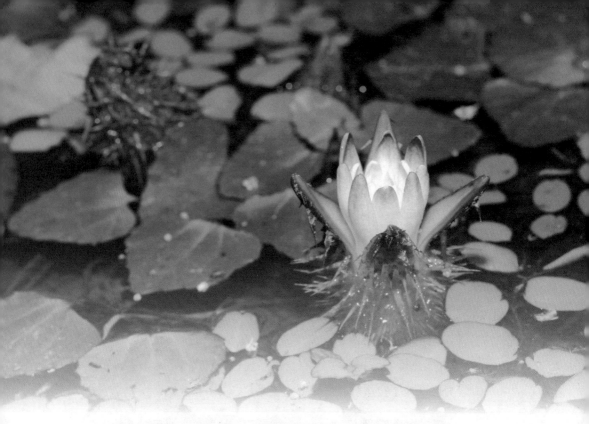

芡实

qiàn shí

Gordon Euryale Seed

【来源】睡莲科植物芡 *Euryale ferox* Salisb. 的干燥成熟种仁。

【性味】甘、涩，平。

【归经】归脾、肾经。

【功效】益肾固精，补脾止泻，除湿止带。

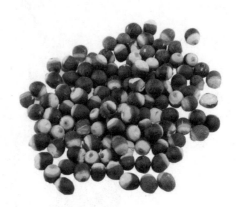

苏轼的养生宝物
——芡实

北宋著名文学家、书画家苏轼，老年时仍身强体壮，才思敏捷，这得益于他有诸多的养生方法，其中之一就是天天含吃芡实。每次取煮熟的芡实1粒，放入口中缓缓含嚼，直至津液满口，再鼓漱几遍，才徐徐咽下。他每天用此法含吃芡实10～30粒，坚持不懈。

苏轼还特别钟情芡实粥，每日一碗，称"粥既快养，粥后一觉，妙不可言也"。

芡实粥

材料：糯米100克，芡实100克。

做法：糯米与芡实洗净后，置于锅中，加入清水1000毫升，大火烧开，小火慢煮成粥即可。

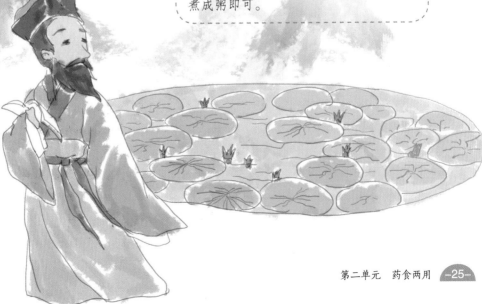

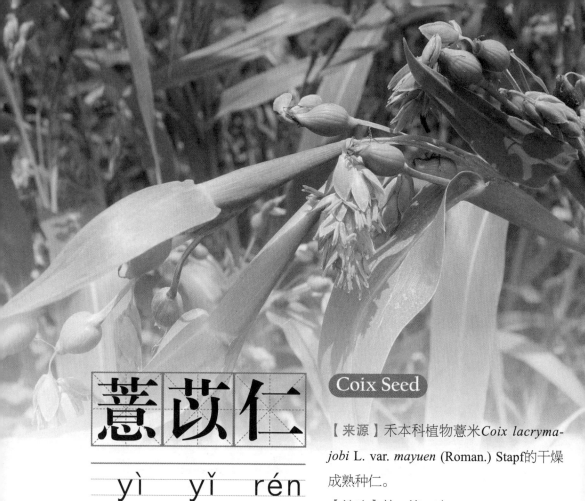

薏苡仁

yì yǐ rén

Coix Seed

【来源】禾本科植物薏米 *Coix lacryma-jobi* L. var. *mayuen* (Roman.) Stapf 的干燥成熟种仁。

【性味】甘、淡，凉。

【归经】归脾、胃、肺经。

【功效】利水渗湿，健脾止泻，除痹，排脓，解毒散结。

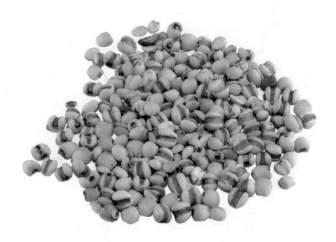

薏苡之谤

东汉名将马援，领兵到南疆打仗，当地的暑湿瘴气使士兵生病，后食用薏苡仁治愈了士兵。凯旋之日，马援有意把薏苡引种到内地，于是特选了当地薏苡良种，打包运回。谁知，这却引起权贵们的猜疑，认为运回的是马援从南疆夺取并据为己有的珍珠。等到马援病死不久，就有权贵诬告他从南疆搜刮并私吞了大量明珠，结果让他自己和妻儿蒙冤。后人遂以"薏苡之谤"比喻被人诬诬，蒙受冤屈。

薏苡红豆粥

材料：薏苡仁100克，红豆50克，冰糖适量。

做法：薏苡仁、红豆洗净放入锅中，放足量清水，大火烧开，小火慢煮至烂熟，加入适当冰糖调味即可。

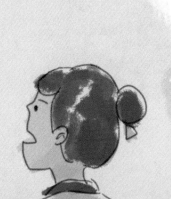

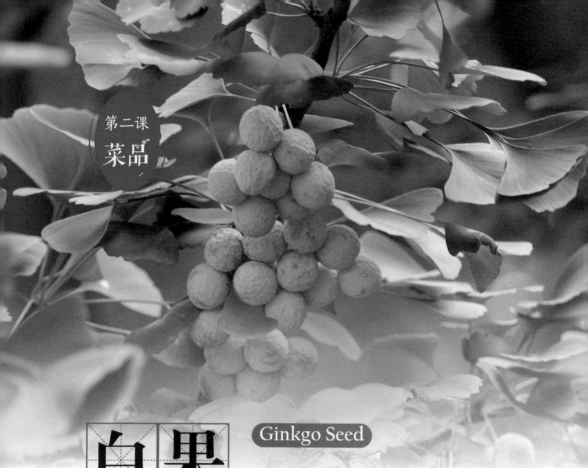

第二课 菜品

白果

bái guǒ

Ginkgo Seed

【来源】银杏科植物银杏*Ginkgo biloba* L. 的干燥成熟种子。

【性味】甘、苦、涩，平。

【归经】归肺、肾经。

【功效】敛肺定喘，止带缩尿。

【注意】生食有毒。

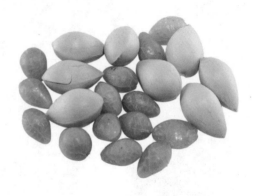

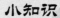

植物活化石
——银杏树

银杏树是在晚石炭-早二叠世（至少2.7亿多年前）就出现在了欧亚大陆上，是地球最古老的树种之一。200多万年前第四纪冰川运动后，地球突然变冷，不仅让恐龙集体灭绝，也几乎消灭了地球上所有高大的裸子植物。只有中国自然条件优越，在浙江天目山、湖北神农架及安徽、湖北、河南三省交界的大别山等狭小深谷地带受冰川侵蚀的影响较小，因此生长在这些地区的银杏树祖先十分侥幸地存活了下来，绵延至今，是裸子植物中最古老的孑遗树种，成为研究古代植物的活教材。所以，被科学家称为"活化石"。

白果炒虾仁

原料：虾仁300克，鲜白果50克。

做法：虾仁放碗中，加料酒、盐、味精抓匀，再加蛋清、水淀粉上浆腌渍半小时，鲜白果洗净待用。炒锅中加植物油烧热，放葱姜末炒出香味，倒入虾仁、白果翻炒，烹入料酒，加盐、味精调味，淋明油出锅即成。

注：因白果种皮及种仁中都含有白果酸及白果二酚等有毒成分，所以，白果一定要煮熟或炒熟后再食用。

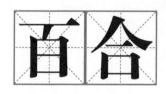

百合

bǎi hé

Lily Bulb

【来源】百合科植物卷丹*Lilium lancifolium* Thunb.、百合*Lilium brownii* F. E. Brown var. *viridulum* Baker或细叶百合*Lilium pumilum* DC. 的干燥肉质鳞叶。

【性味】甘，寒。

【归经】归心、肺经。

【功效】养阴润肺，清心安神。

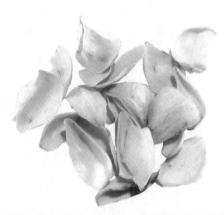

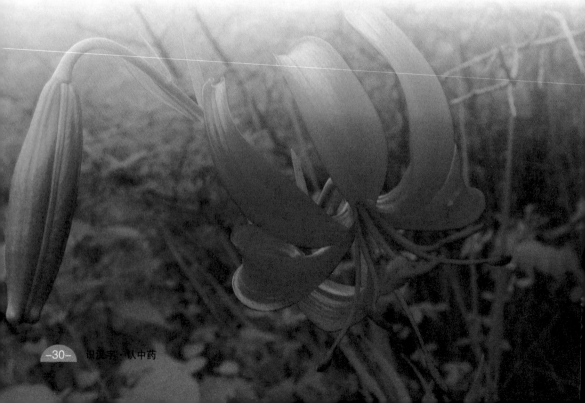

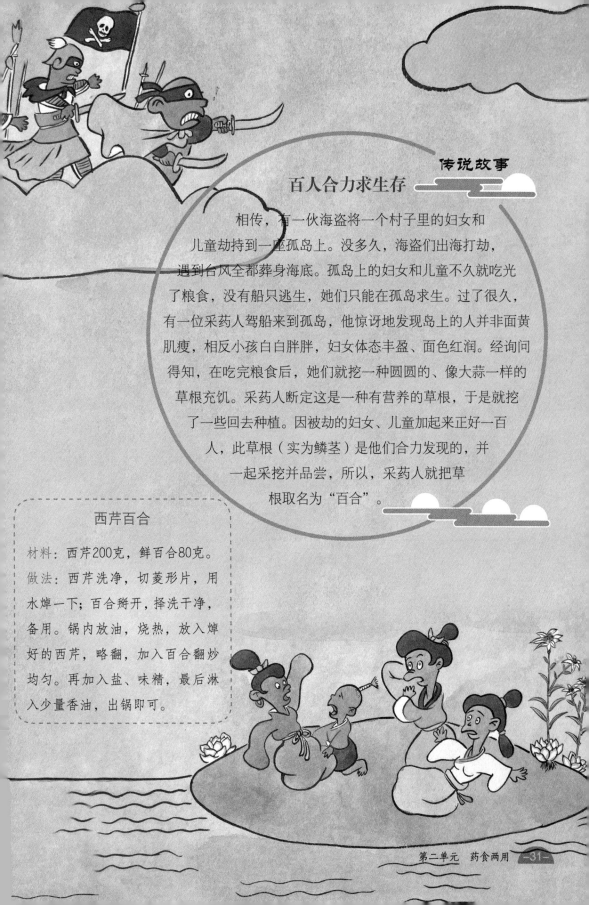

百人合力求生存

相传，有一伙海盗将一个村子里的妇女和儿童劫持到一座孤岛上。没多久，海盗们出海打劫，遇到台风全都葬身海底。孤岛上的妇女和儿童不久就吃光了粮食，没有船只逃生，她们只能在孤岛求生。过了很久，有一位采药人驾船来到孤岛，他惊讶地发现岛上的人并非面黄肌瘦，相反小孩白白胖胖，妇女体态丰盈、面色红润。经询问得知，在吃完粮食后，她们就挖一种圆圆的、像大蒜一样的草根充饥。采药人断定这是一种有营养的草根，于是就挖了一些回去种植。因被劫的妇女、儿童加起来正好一百人，此草根（实为鳞茎）是他们合力发现的，并一起采挖并品尝，所以，采药人就把草根取名为"百合"。

西芹百合

材料：西芹200克，鲜百合80克。

做法：西芹洗净，切菱形片，用水焯一下；百合瓣开，择洗干净，备用。锅内放油，烧热，放入焯好的西芹，略翻，加入百合翻炒均匀。再加入盐、味精，最后淋入少量香油，出锅即可。

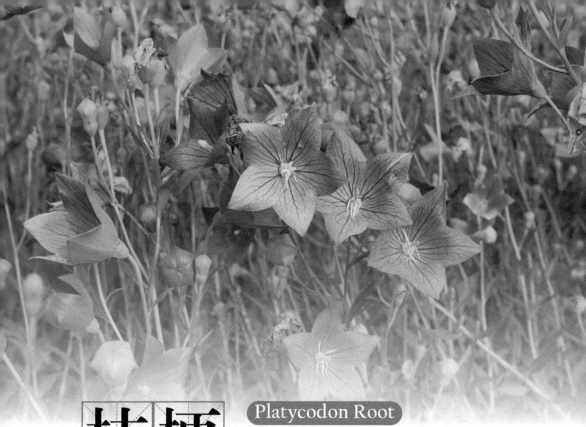

桔梗

jié gěng

Platycodon Root

【来源】桔梗科植物桔梗*Platycodon grandiflorum*（Jacq.）A. DC. 的干燥根。

【性味】苦、辛，平。

【归经】归肺经。

【功效】宣肺，利咽，祛痰，排脓。

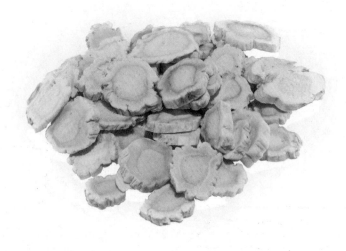

桔梗谣

桔梗哟，桔梗哟，桔梗哟，桔梗

白白的桔梗哟长满山野

只要挖出一两棵哟，

就可以满满地装上一大筐

哎嘿哎嘿哟，哎嘿哎嘿哟，哎嘿哟

这多么美丽，多么可爱哟

这也是我们的劳动生产

拌桔梗

材料：干桔梗150克；盐适量，熟白芝麻适量，韩式辣酱2勺。

做法：干桔梗用水提前浸泡一夜，泡好的桔梗用盐搓洗，去掉苦味，然后拌上韩式辣酱，撒上熟白芝麻，放冰箱冷藏腌渍数个小时即可。

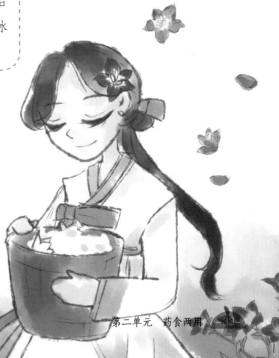

蒲公英

pú gōng yīng

Dandelion

【来源】菊科植物蒲公英*Taraxacum mongolicum* Hand.-Mazz.、碱地蒲公英*Taraxacum borealisinense* Kitam. 或同属数种植物的干燥全草。

【性味】苦、甘，寒。

【归经】归肝、胃经。

【功效】清热解毒，消肿散结，利尿通淋。

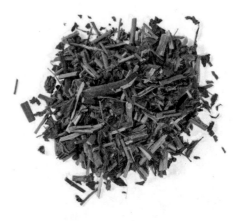

蒲公英

蒲公英坐着飞机去旅行，

一会儿飞西一会儿飞东。

飞过田野，飞过草地，飞过大森林，

最后跳下满天小伞兵。

小小伞兵落到地上发了芽，漫山遍野开满小黄花。

春天来了，春天来了，你看春天多美好。

小小黄花虽然平凡可本领大，不怕风吹不怕雨打。

小小黄花虽然弱小但作用大，

治病救人少不了它。

蒜蓉蒲公英

材料：嫩蒲公英500克，蒜蓉适量。

做法：将蒲公英去杂洗净，入沸水焯一下，
捞出过一下凉水，挤干水分，切碎放盘内，
撒上蒜蓉、香油、精盐、味精，拌匀即成。

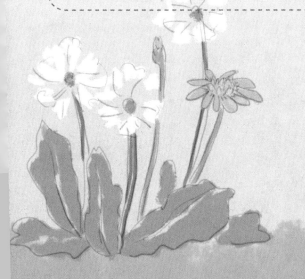

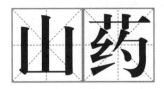

山药

shān yào

Common Yam Rhizome

【来源】薯蓣科植物薯蓣*Dioscorea opposita* Thunb. 的干燥根茎。

【性味】甘，平。

【归经】归脾、肺、肾经。

【功效】补脾养胃，生津益肺，补肾涩精。

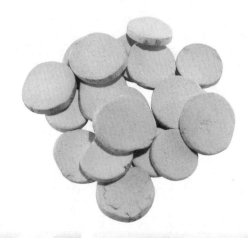

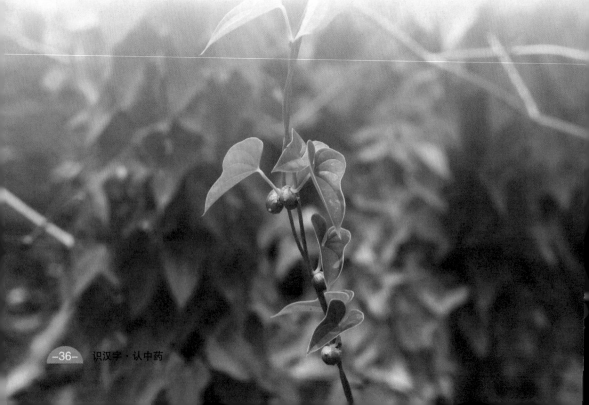

怀山药

山药因其营养丰富，自古以来就被视为补虚佳品，既可作为药品，又可作为主食和蔬菜，还可以制成糖山药串等小吃。山药在中国许多省份都有出产，但以河南博爱、沁阳、武陟、温县等地（古怀庆府所属）所产质量最佳，习称"怀山药"。

蓝莓山药

材料：山药1根，蓝莓果酱100克。

做法：山药去皮洗净，切段，置于蒸锅中大火烧开蒸30分钟，蒸至山药变软无硬心。将蒸好的山药拿出，稍微冷却一下，用勺子将山药压成细腻的泥状，再用模具或手将山药泥做成自己喜欢的形状，浇上蓝莓酱即可。

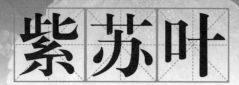

紫苏叶

zǐ sū yè

Perilla Leaf

【来源】唇形科植物紫苏 *Perilla frutescens*（L.）Britt. 的干燥叶。

【性味】辛，温。

【归经】归肺、脾经。

【功效】解表散寒，行气和胃。

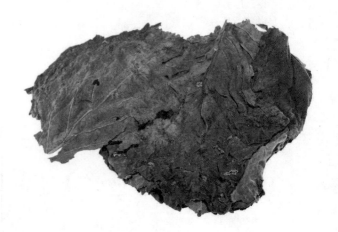

紫苏能解鱼蟹毒

传说在重阳节时，华佗带着徒弟到镇上的酒铺饮酒，见几个少年比赛吃螃蟹。螃蟹性寒，吃多了会生病。华佗便上前劝说，但没有人听进他的话！过了一个时辰，少年们突然都喊肚子疼，有的疼得直在地上打滚。华佗见状，忙让徒弟到酒铺外的洼地里采些紫苏叶回来，让酒铺老板煮汤。少年们喝了紫苏汤后不久，肚子就不疼了。华佗告诉徒弟，鱼和螃蟹都是凉性的，而紫苏是温性的，所以，紫苏可以解鱼蟹毒。

紫苏汤

材料：紫苏叶、生姜各30克。

做法：紫苏叶切碎，生姜切片，用开水冲泡，盖盖闷15分钟后即可饮用。可解因吃鱼蟹中毒引起的腹痛、呕吐、下利等。

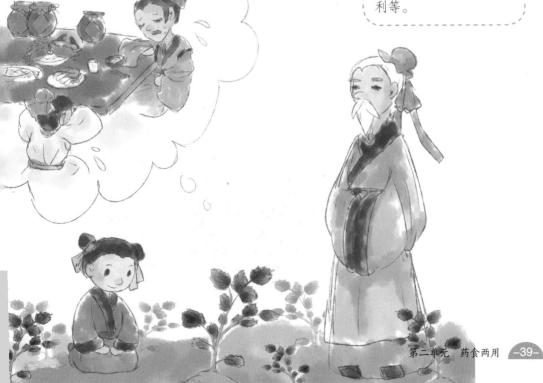

第三课
茶饮

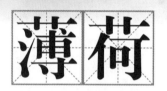

薄荷
bò he

Peppermint

【来源】唇形科植物薄荷*Mentha haplocalyx* Briq.
的干燥地上部分。

【性味】辛，凉。

【归经】归肺、肝经。

【功效】疏散风热，清利头目，利咽，透疹，疏
肝行气。

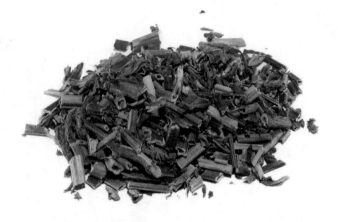

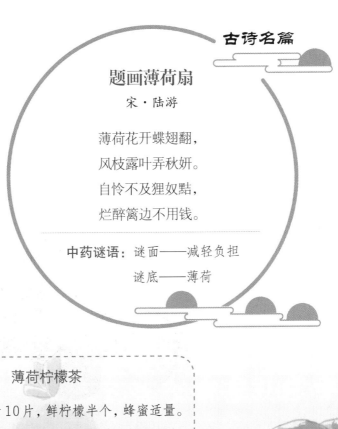

题画薄荷扇

宋·陆游

薄荷花开蝶翅翻，
风枝露叶弄秋妍。
自怜不及狸奴黠，
烂醉篱边不用钱。

中药谜语： 谜面——减轻负担

谜底——薄荷

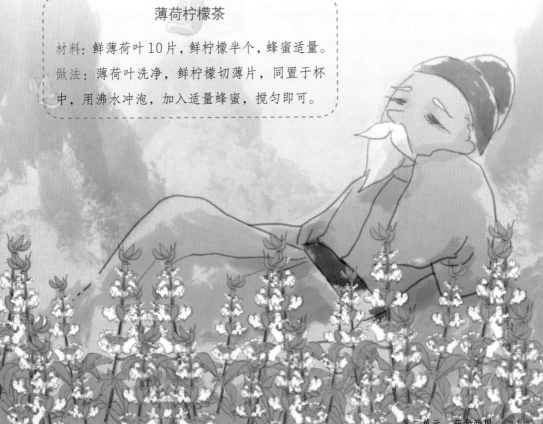

薄荷柠檬茶

材料：鲜薄荷叶 10 片，鲜柠檬半个，蜂蜜适量。

做法：薄荷叶洗净，鲜柠檬切薄片，同置于杯
中，用沸水冲泡，加入适量蜂蜜，搅匀即可。

陈皮

chén pí

Dried Tangerine Peel

【来源】芸香科植物橘*Citrus reticulata* Blanco 及其栽培变种的干燥成熟果皮。

【性味】苦、辛，温。

【归经】归肺、脾经。

【功效】理气健脾，燥湿化痰。

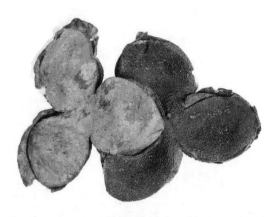

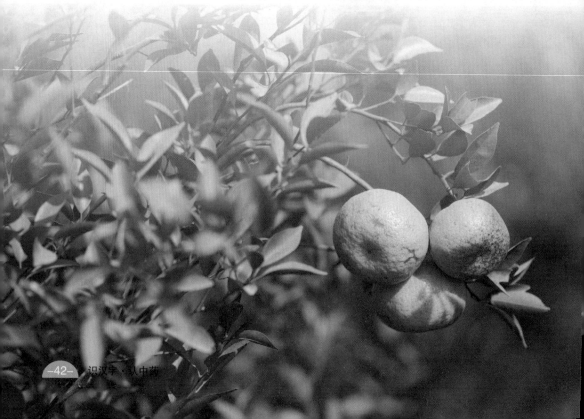

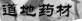

新会陈皮

广陈皮，又名新会陈皮，产于广东省江门市新会县，为橘的变种茶枝柑的果皮，入药已有700多年历史，是著名的道地药材之一。茶枝柑的果皮油亮，酸甜适度。采收后，用刀从果顶开三瓣，果蒂部相连，只取皮，不用果肉，俗称"正三刀"，此法开皮是新会陈皮的标志之一。

留取的柑皮，放在太阳下晒，任何非自然的烘干手法都是不允许的。新皮日日晒，年年晒，旧皮定期翻晒，如此循环反复。晒干的果皮，用绳子片片串起，悬挂于灶台之上，在炊烟之中慢慢陈化，历经一年又一年，故称"陈皮"。陈皮一般都要陈化3年以上，且陈化的年份越长，价值越高。

中药谜语： 谜面——千年袭

谜底——陈皮

柑普茶

柑普茶是以新会茶枝柑和云南普洱茶为原料经特殊工艺制成的。清洗筛选出的茶枝柑，在茶枝柑顶部开盖，挖出果肉，果皮洗净，于通风处自然晾干水分。在干后的果皮中填入普洱熟茶，杀青，低温烘焙即成。制作好的柑普茶放置一段时间后再品饮，味道更佳。冲泡时，撕取三四片拇指大小的陈皮（果皮），普洱茶6克，用滚开水冲泡即可。

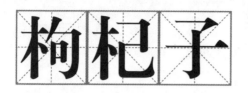

枸杞子

gǒu qǐ zǐ

【来源】茄科植物宁夏枸杞 *Lycium barbarum* L. 的干燥成熟果实。

【性味】甘，平。

【归经】归肝、肾经。

【功效】滋补肝肾，益精明目。

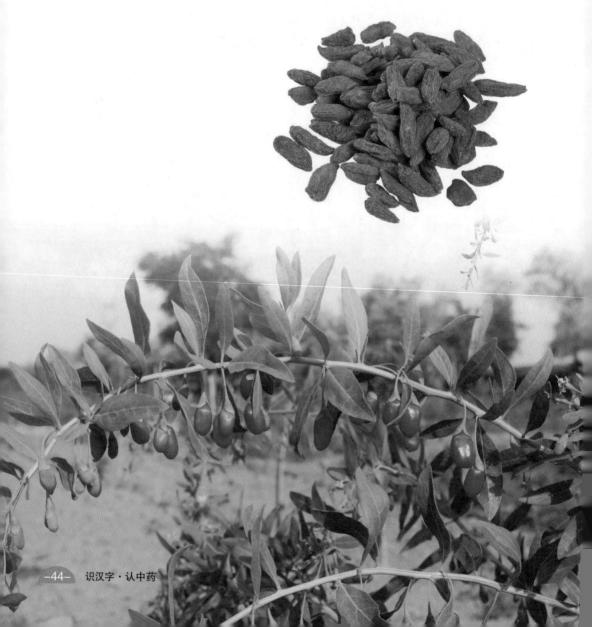

长寿不老的仙果
——枸杞子

传说，盛唐有位官员赴银川办事，途中见一个20多岁年轻貌美的姑娘，手执竹竿在追打一位白发苍苍、弓腰驼背的老头。官员拦住姑娘并责问："为何如此对待老人？"那姑娘回答："他是我的曾孙儿！家有良药他不肯服食，年纪轻轻就这样老态龙钟，我为此教训他。"官员好奇地问："您今年高寿？"姑娘应声说："我今年172岁了！"官员听后惊问她的长寿不老秘诀，姑娘说："没有什么秘方，只是常年服用了枸杞子。"

枸杞洋参菊花茶

材料：西洋参片5片，枸杞子10粒，菊花5朵。

做法：将西洋参、枸杞子、菊花一同置于杯中，冲入开水，焖盖浸泡5分钟左右即可。

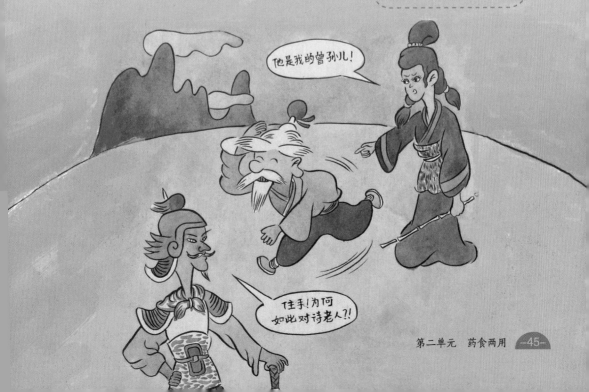

他是我的曾孙儿！

住手！为何如此对待老人？！

金银花

jīn yín huā

Honeysuckle Bud and Flower

【来源】忍冬科植物忍冬 *Lonicera japonica* Thunb. 的干燥花蕾或带初开的花。

【性味】甘，寒。

【归经】归肺、心、胃经。

【功效】清热解毒，疏散风热。

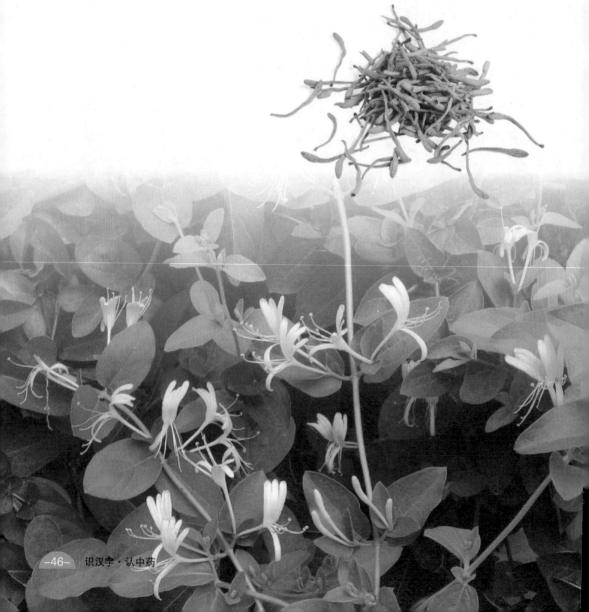

金银花菊花茶

材料：金银花3克，菊花5朵，蜂蜜适量。

做法：金银花、菊花一同放入杯中，开水冲泡，焖盖浸泡5分钟，调入适量蜂蜜即可。

姐妹情深化神药

传说故事

　　从前，有一对美若天仙的双胞胎姐妹，姐姐叫金花，妹妹叫银花。姐妹俩手足情深，天天形影不离。有一天，金花病了，浑身发热，起红斑。医生说金花得了热毒病，自古就没有治这种病的药。银花哭得死去活来，整天守着姐姐。没过几天，金花病更重了，银花也染上了这种病。姐妹俩对爹妈说："我们死后，要变成治这种热毒病的药去救人！"不久，姐妹俩同时离世，父母把她俩葬在一个坟里。

　　转年春天，姐妹俩的坟上生出一棵小藤，小藤日益茂盛，三年后的夏天开花了，花色有黄有白。人们想起两姐妹临终前的话，就采花入药，治热毒证，果然见效。为了纪念她们，人们就把它称作"金银花"。

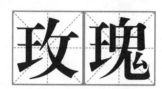

玫瑰

méi gui

Rose Flower

【来源】蔷薇科植物玫瑰*Rosa rugosa* Thunb. 的干燥花蕾。

【性味】甘、微苦，温。

【归经】归肝、脾经。

【功效】行气解郁，和血，止痛。

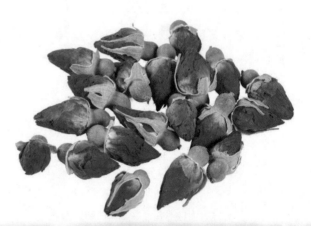

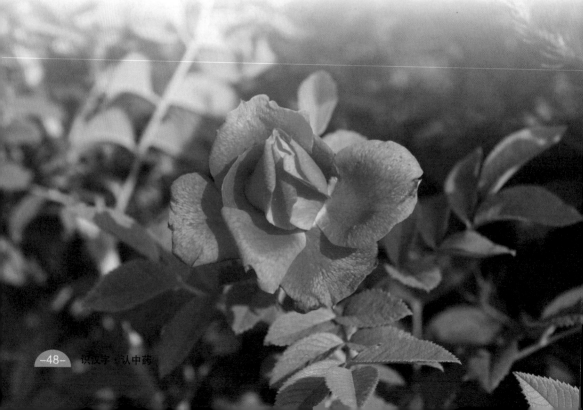

慈禧的玫瑰花胭脂

　　慈禧太后十分注重美容，据说她70岁时依然肌肤白嫩，容颜未老。她喜欢纯天然的护肤品，所用的玫瑰花胭脂，是用定期采摘于北京西郊妙峰山玫瑰园里的玫瑰在宫中御制的。采下的玫瑰花瓣必须完好无损且色彩匀净，一朵玫瑰花能用上的花瓣只有几片。慈禧每做一次胭脂，就要耗费上千朵玫瑰。

　　胭脂的做法：

　　将选好的花瓣捣碎，细纱过滤，将当年新缫就的蚕丝绵浸泡于花液中十余天，然后把带有玫瑰花汁的蚕丝绵放到太阳下晒干，宫廷秘制的纯正胭脂就制作好了。

玫瑰洛神茶

材料：玫瑰花5朵，洛神花3朵，冰糖适量。

做法：玫瑰花、洛神花、冰糖一同放入杯中，开水冲泡，焖盖浸泡5分钟后即可饮用。

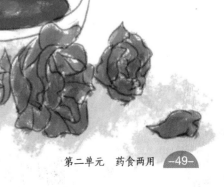

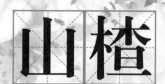

山楂

shān zhā

Hawthorn Fruit

【来源】蔷薇科植物山里红*Crataegus pinnatifida* Bge. var. *major* N. E. Br. 或山楂*Crataegus pinnatifida* Bge. 的干燥成熟果实。

【性味】酸、甘，微温。

【归经】归脾、胃、肝经。

【功效】消食健胃，行气散瘀，化浊降脂。

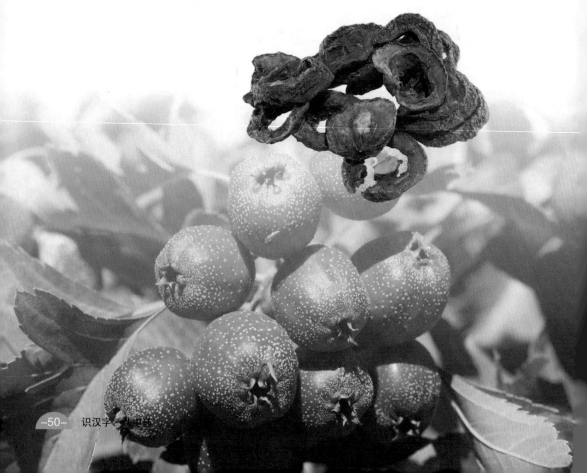

冰糖葫芦

冰糖葫芦是北京有名的传统小吃，是将山楂用竹签串成串后蘸上麦芽糖稀，糖稀遇风变硬而成，吃起来酸甜可口，冰脆美味！

据说冰糖葫芦与南宋皇帝宋光宗有关。宋绍熙年间，宋光宗（赵惇）最宠爱的黄贵妃不思饮食，面黄肌瘦。御医用了许多贵重药品，都不见效。皇帝见爱妃整日愁眉不展，日见憔悴，心急如焚，最后只好张榜求医。一位江湖郎中揭榜进宫，为黄贵妃诊脉后说："用冰糖与山楂煎熬，每顿饭前吃五至十枚，不出半月就会好。"大家对此半信半疑，好在这种吃法还挺合贵妃口味，贵妃按此法服用后，病果然如期痊愈了。

后来这种做法传到民间，老百姓把它串起来卖，就成了冰糖葫芦，是饭后消食的小甜点。

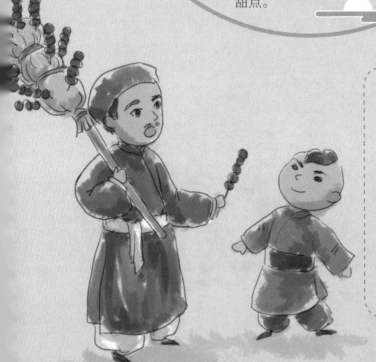

山楂决明子菊花茶

材料：山楂片3片，炒决明子5克，菊花5朵，冰糖适量。

做法：将山楂片、决明子、菊花、冰糖一同放入保温杯中，以开水冲泡、盖紧浸泡半小时后即可饮用。

第四课
汤品

当归

dāng guī

Chinese Angelica

【来源】伞形科植物当归*Angelica sinensis*
（Oliv.）Diels的干燥根。

【性味】甘、辛，温。

【归经】归肝、心、脾经。

【功效】补血活血，调经止痛，润肠通便。

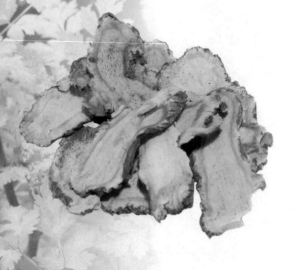

当归生姜羊肉汤

"当归生姜羊肉汤"出自医圣张仲景的《金匮要略》，文载：血虚寒滞证寒疝，腹中痛，及胁痛里急者，当归生姜羊肉汤主之。

当归可补血活血，通经活络；生姜可驱寒开胃助阳；羊肉可补体虚，祛寒冷。三者相配，不仅美味香鲜，营养丰富，还可驱寒开胃、补益气血、增强免疫等，特别适合那些气血亏虚、血流不畅，一到冬季就四肢冰冷的人群食用。

中药谜语： 谜面——丈夫出门三年整

谜底——当归

当归生姜羊肉汤

材料：羊肉250克，当归10克，生姜6～7片。

做法：羊肉剔除筋膜，切小块，放入沸水中焯去血水，清水洗净，备用。将羊肉块、当归片、生姜片，一并加入砂锅内，倒入清水及适量料酒，加盖，大火烧开，再用小火煲2～3小时后，加入精盐、胡椒面调味，即可食用。

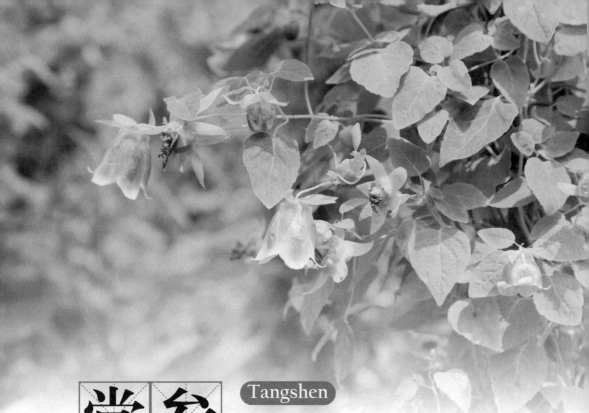

党参

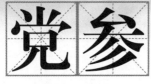

dǎng shēn

Tangshen

【来源】桔梗科植物党参*Codonopsis pilosula* (Franch.) Nannf.、素花党参*Codonopsis pilosula* Nannf.var. *modesta*（Nannf.）L.T.Shen或川党参*Codonopsis tangshen* Oliv. 的干燥根。

【性味】甘，平。

【归经】归脾、肺经。

【功效】健脾益肺，养血生津。

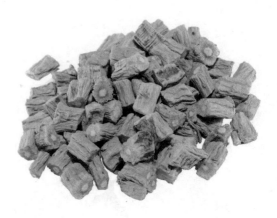

上党郡的神草

传说吕洞宾和铁拐李二位神仙从中原到太行山云游，忽见一头山猪在山坡上乱拱。二仙上前去看个究竟，原来土里长着一种似豆秧的植物。

铁拐李挖出根放在嘴里，边嚼边跟着吕洞宾赶路。走过一程，吕洞宾已气喘吁吁，而铁拐李却神情如常，紧紧跟随。后遇一樵夫得知，铁拐李吃的是一种神草。这神草是古时上党郡的一户人家发现的。那户人家每晚都隐约听到人的呼叫声，后随声寻觅，在离家不远的地方，有一株形体和人相似的不平常植物，因出在上党郡，所以，把这神草起名叫"党参"。

党参乌鸡汤

材料：乌鸡1只，党参2根，枸杞子10粒，大枣5枚。

做法：党参用清水浸泡。乌鸡洗净切块，放入砂锅中，倒入凉水，大火煮开，撇去浮沫，加入党参、枸杞子、大枣、生姜片及适量料酒，煮开后，小火炖煮1小时，加入胡椒粉、盐调味即可。

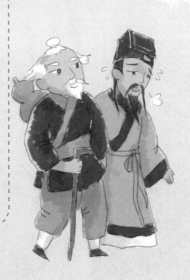

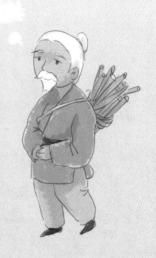

黄精

huáng jīng

Solomonseal Rhizome

【来源】百合科植物滇黄精*Polygonatum kingianum* Coll. et Hemsl.、黄精*Polygonatum sibiricum* Red. 或多花黄精*Polygonatum cyrtonema* Hua的干燥根茎。

【性味】甘，平。

【归经】归脾、肺、肾经。

【功效】补气养阴，健脾，润肺，益肾。

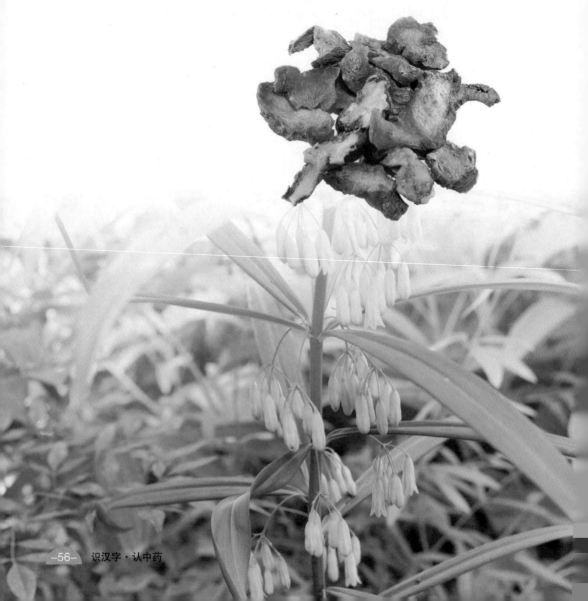

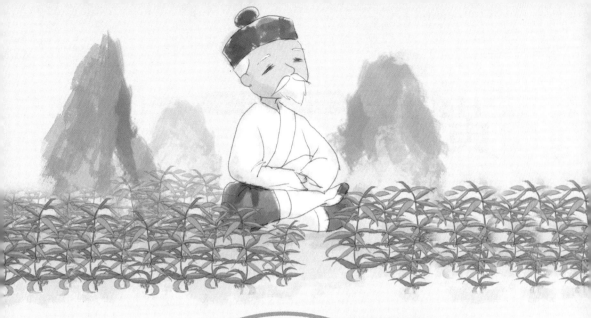

辟谷与黄精

辟谷是从道家演变过来的一种养生方法，即不吃五谷杂粮，而食以药物或其他之物充腹，或在一定时间内断食。历史上，山中修行人士在辟谷期间多选择黄精来果腹。因为黄精含有黄精多糖、多种氨基酸和糖苷等成分，具有较强的补气、养阴、健脾、益肾的作用，可迅速补充能量，提高免疫力，故被道家称为"仙人余粮"。

山药黄精鸡汤

材料：黄精30克，山药200克，鸡1只。

做法：黄精用水泡10分钟，山药去皮切块，鸡洗净切块。把所有材料放入锅中，倒入清水，放入适量料酒，大火烧开，撇去浮沫，小火炖煮1小时，加入胡椒粉、盐调味即可。

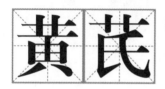

黄芪

huáng qí

Milkvetch Root

【来源】豆科植物蒙古黄芪 *Astragalus membranaceus*（Fisch.）Bge. var. *mongholicus*（Bge.）Hsiao 或膜荚黄芪 *Astragalus membranaceus*（Fisch.）Bge. 的干燥根。

【性味】甘，微温。

【归经】归肺、脾经。

【功效】补气升阳，固表止汗，利水消肿，生津养血，行滞通痹，托毒排脓，敛疮生肌。

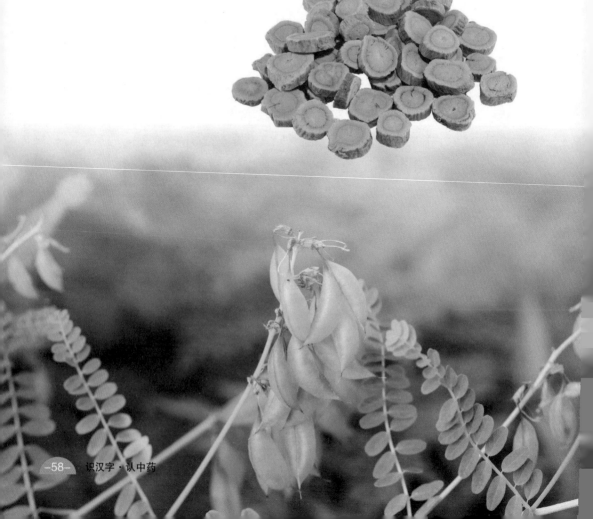

黄芪熏蒸治中风

南北朝时期，许胤宗在南陈新蔡王手下做官时，柳太后突然中风说不出话来，遍请名医治疗无效。柳太后因为口噤不能服药，病情日益加重，新蔡王心急如焚。精通医药的许胤宗提出用热汤气熏蒸法为太后治病。他以黄芪防风热汤置于太后床下，汤气弥漫，药雾缭绕，药物通过肌肤进入体内调理气血，当晚柳太后就能说话了，再经过一段时间治疗，柳太后便康复如前了。

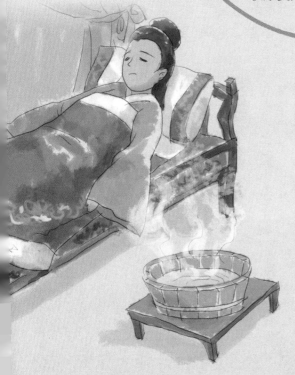

参芪排骨汤

材料：党参15克，黄芪15克，排骨250克。

做法：将排骨切块洗净，放入锅内，加水1000毫升，煮沸撇沫，加入黄芪、党参、葱、姜、料酒，共煮至排骨熟透，调入适量的胡椒粉、盐即可。

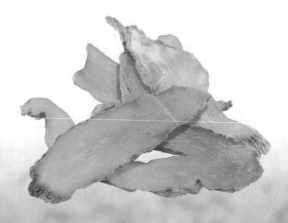

天麻

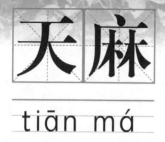

tiān má

Tall Gastrodia Tuber

【来源】兰科植物天麻*Gastrodia elata* Bl. 的干燥块茎。

【性味】甘，平。

【归经】归肝经。

【功效】息风止痉，平抑肝阳，祛风通络。

昭通天麻

天麻不能进行光合作用，必须依靠密环菌作为其生长的营养来源，而天麻所含的物质也可以促进密环菌丝的生长。密环菌依靠分解活着或已死去的绿色植物中的纤维素、木质素获得营养。所以在天麻—密环菌—树木绿色植物三者之间形成了一个"食物链"。

昭通天麻是云南省昭通市特产，中国国家地理标志产品。昭通地区11个市、县，均有天麻和蜜环菌生长的最适宜的环境，其天麻产量之高，质量之好，在全国各天麻产区中雄居榜首。昭通天麻个大，肥厚饱满，色黄白明亮，又被称为"云天麻"。

天麻鱼头汤

材料：大鱼头1个，干天麻片30克，红枣6枚。

做法：天麻片洗净，与红枣一起放入砂锅中，加水煮开备用。鱼头洗净，下入热油锅中煎至两面金黄，加适量白酒去腥。把煎好的鱼头放入沸腾的天麻汤中，大火熬10分钟，再小火熬50分钟，熄火前调味即可。

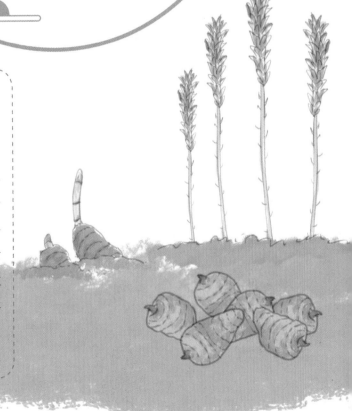

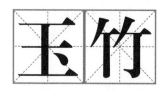

玉竹

yù zhú

【来源】百合科植物玉竹*Polygonatum odoratum*（Mill.）Druce的干燥根茎。

【性味】甘，微寒。

【归经】归肺、胃经。

【功效】养阴润燥，生津止渴。

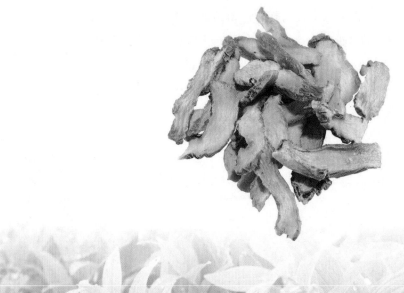

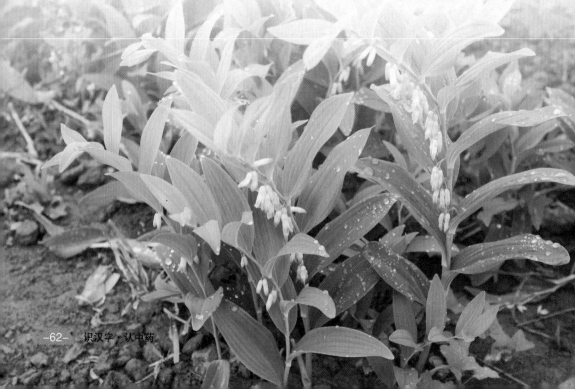

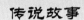

传说故事

玉竹滋阴补血助长寿

有一天，华佗上山采药，看见一位仙人在吃玉竹，于是，自己也采来吃。吃后感觉很好，就把这件事告诉了徒弟樊阿。樊阿也采来吃，最后活到了100岁。《三国志·樊阿传》记载了这段故事，并曰："玉竹一名黄芝，一名地节。让人聪慧明智，调和人的血气运行，对人有滋补强壮的作用……使人身轻不老，皮肤变白、润泽，亦可暖人的腰脚，有发热则不能服用。"

玉竹沙参老鸭汤

材料：玉竹15克，北沙参15克，老鸭1只，葱、生姜、料酒等调味料。

做法：玉竹、沙参洗净，老鸭洗净，切块。把全部材料放入锅中，倒入清水，放入适量料酒，大火烧开，撇去浮沫，小火炖煮1小时，临关火前，加入胡椒粉、盐调味即可。

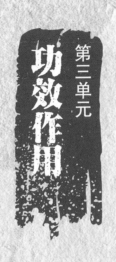

第三单元

功效作用

　　中药来源广泛，品种繁多，名称各异。其中有一类是以其显著的功效而命名，如益母草为妇科经产要药，决明子为明目佳品，续断主治筋伤骨折。还有一类中药具有特殊的芳香气味，能够辟秽除瘴，通俗说就是可以预防和阻止传染病的发生，具有防疫作用。还有一些中药以"参"为名，参，原写作"蓡"shēn，意为"锥形之根"，人参、沙参、玄参、丹参、苦参，根形相似，各自功效突出，并称为"五参"，有"五色五参配五脏"之说。

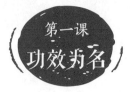

骨碎补

gǔ suì bǔ

Fortune's Drynaria Rhizome

【来源】水龙骨科植物槲蕨 *Drynaria fortunei*（Kunze）J. Sm. 的干燥根茎。

【性味】苦，温。

【归经】归肝、肾经。

【功效】疗伤止痛，补肾强骨；外用消风祛斑。

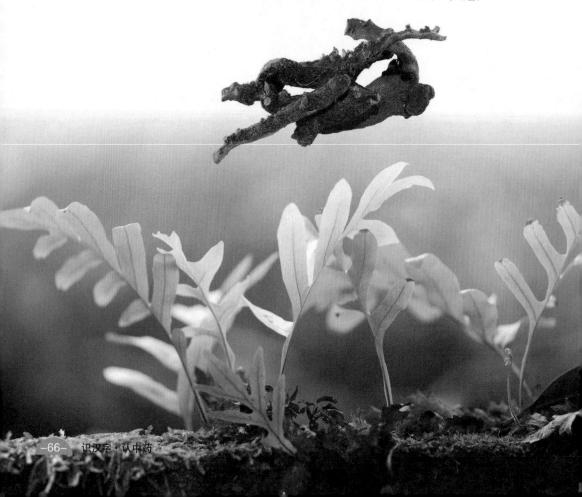

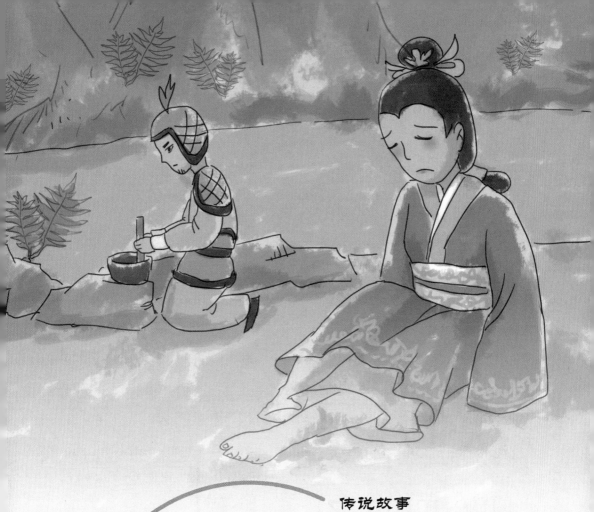

宠妃摔伤骨碎补

　　唐朝开元年间，有一次唐明皇带宠妃上山围猎，因一头金钱豹突然窜出，宠妃受惊吓而摔下马，筋断骨裂，鲜血直流。当时御医不在身边，众人不知所措。这时只见一名卫士从岩上采摘了一种草药，捣烂后给妃子敷上，当时立刻血止痛减。不久，妃子的断骨接续，伤口完好如初。皇帝龙颜大悦，询问卫士此药名，卫士说只知其药用不知其名，唐明皇即赐名"骨碎补"。骨碎补以其入肾治骨，能治骨伤碎而得名，为伤科要药。

决明子

jué míng zǐ

Cassia Seed

【来源】豆科植物钝叶决明 *Cassia obtusifolia* L. 或小决明 *Cassia tora* L. 的干燥成熟种子。

【性味】甘、苦、咸,微寒。

【归经】归肝、大肠经。

【功效】清热明目,润肠通便。

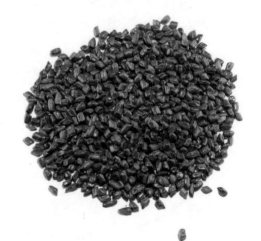

长饮决明目不瞑

从前，有个老秀才，不到六十岁就得了眼病，视物不清。老秀才家门口长了几棵野草，夏天能开金黄色花。有一天，一个南方药商从他家门前路过，见到这草，要出价购买，老秀才心想这草必有很高价值，便断然拒绝。秋天，这几棵野草结了很多菱形、灰绿色有光亮的草籽。闻到草籽香味的老秀才觉得这准是好药，就抓了一小把，每天泡水喝。日子一长，眼病竟然好了。后来又遇药商，得知这草籽是良药，叫决明子，能治各种眼病，长服能明目。老秀才因为常饮决明，一直到八十多岁还眼明体健，曾吟诗一首："愚翁八十目不瞑，日数蝇头夜点星，并非生得好眼力，只缘长年饮决明。"

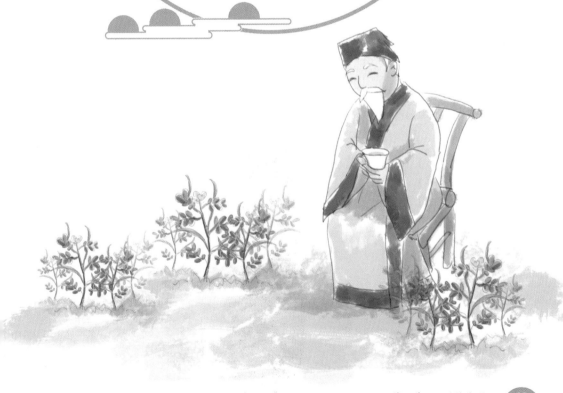

锁阳

suǒ yáng

Songaria Cynomorium Herb

【来源】锁阳科植物锁阳*Cynomorium songaricum* Rupr. 的干燥肉质茎。

【性味】甘，温。

【归经】归肝、肾、大肠经。

【功效】补肾阳，益精血，润肠通便。

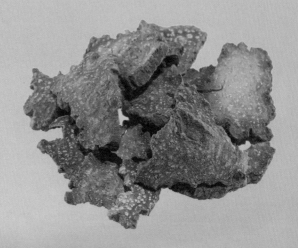

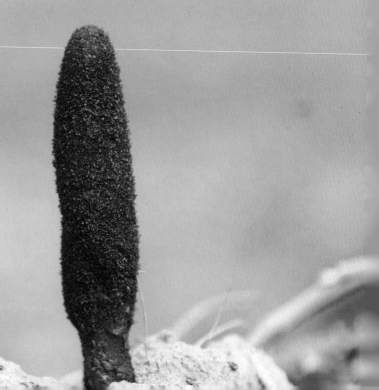

薛仁贵被困得锁阳

锁阳主产于河西走廊的荒漠戈壁，甘肃安西县城东南有一锁阳城，就是因为当地盛产的锁阳救了唐代名将薛仁贵而得名。

据史料记载，锁阳城原名苦峪城，当时薛仁贵率兵西征，中敌埋伏被围苦峪城中，部队给养中断，粮食紧缺，情势严重。薛仁贵身先士卒，同士兵一起挖草根、剥树皮充饥，他们在荒地里挖到一种形似小红萝卜的东西，吃起来有甜味，向当地人打听，原来是味中药，叫锁阳。薛仁贵大喜，号召士兵大挖锁阳以充饥。部队因此能坚持到敌退胜利。为了纪念锁阳解除西征部队饥饿之恩，就把苦峪城改名为锁阳城。现在的玉门地区还有首民谣："锁阳，锁阳，是药又是粮，病时采它治，饿时充饥肠。"

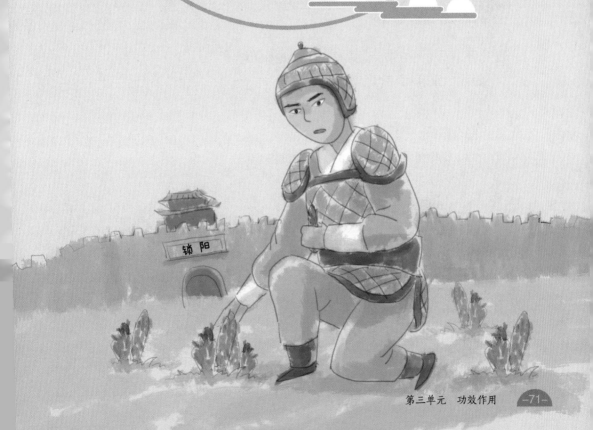

王不留行

wáng bù liú xíng

Cowherb Seed

【来源】石竹科植物麦蓝菜*Vaccaria segetalis*
（Neck.）Garcke的干燥成熟种子。

【性味】苦，平。

【归经】归肝、胃经。

【功效】活血通经，下乳消肿，利尿通淋。

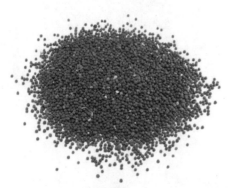

生王不留行

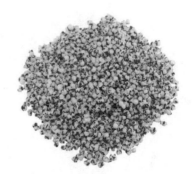

炒王不留行

通乳圣药王不留

　　西晋著名文学家左思与妻子十分恩爱，婚后一年，生下长女惠芳。谁知妻子产后乳汁不下，婴儿饿得哇哇直哭。左思万分焦急，正欲外出寻求催乳妙方，忽听得墙外有人高歌，曰："王不留，王不留，妇人服后乳长流。"左思听闻急忙赶到门外，见歌者乃走方郎中，忙请他进屋问个究竟。郎中告诉他，王不留行乃家传催乳秘方，用之灵验。左思就请郎中立即配药，嘱咐妻子服下，不久果然乳汁满溢，顿解婴儿饥渴。左思以重金酬谢郎中，并挥笔而就一诗："产后乳少听吾言，王不留行不用煎。细为末，甜酒服，畅通乳道如井泉。"

产后乳少听吾言，
王不留行不用煎。
细为末，甜酒服，
畅通乳道如井泉。

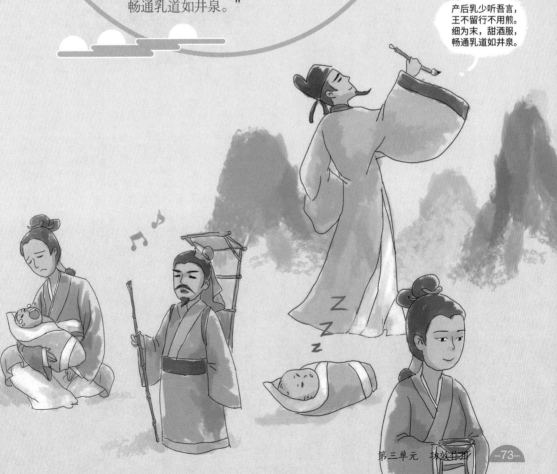

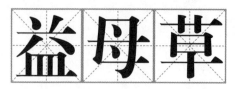

益母草

yì mǔ cǎo

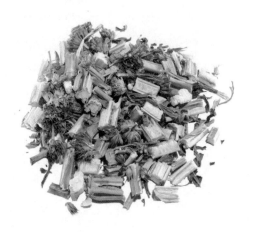

Motherwort Herb

【来源】唇形科植物益母草 *Leonurus japonicus* Houtt. 的新鲜或干燥地上部分。

【性味】苦、辛，微寒。

【归经】归肝、心包、膀胱经。

【功效】活血调经，利尿消肿，清热解毒。

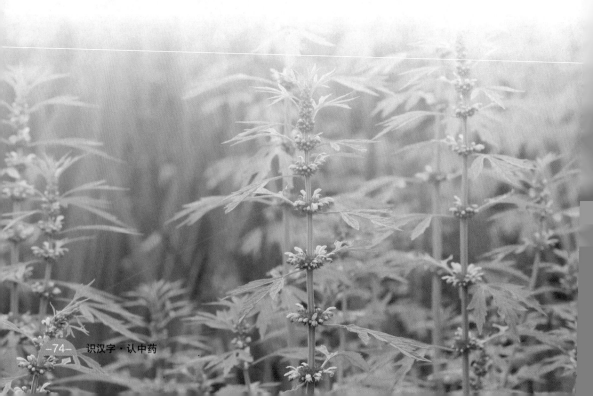

孝子巧取益母草

很久以前，有一妇人生孩子时留下瘀血腹痛症，儿子都长大了，可她的病始终没有治好。家里穷没钱给妇人看病，儿子十分伤心。一次，他在一位采药人那里求得一些草药，熬给母亲喝，两天后病情见轻。于是孝顺的儿子就又去找采药人讨药，可这次采药人要收钱了。儿子没钱，但为了让母亲的病能够得到治疗，他就悄悄跟在采药人背后，看采药人在哪里采到这种草药。等采药人走后，他自己便上前去采了一大捆草药回家。母亲连续服用一个月后，腹痛症居然完全好了。

后来，这家儿子就用这种草药给很多妇女治好了类似的病，为了纪念，人们便把这种草称为"益母草"。

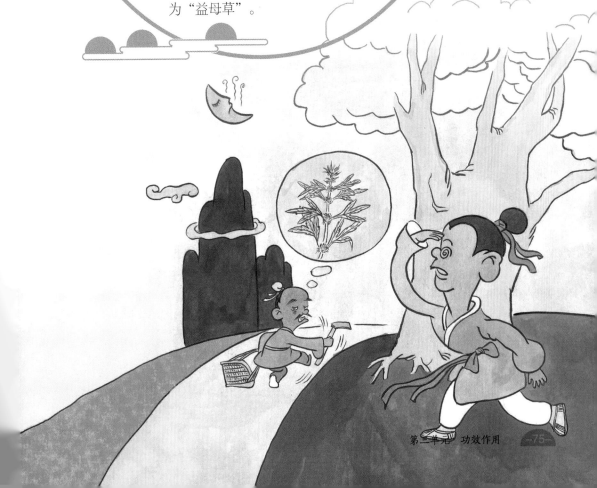

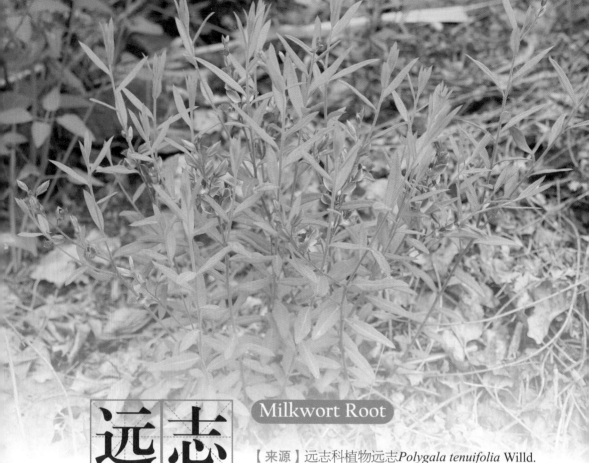

远志

yuǎn zhì

Milkwort Root

【来源】远志科植物远志*Polygala tenuifolia* Willd. 或卵叶远志*Polygala sibirica* L. 的干燥根。

【性味】苦、辛，温。

【归经】归心、肾、肺经。

【功效】安神益智，交通心肾，祛痰，消肿。

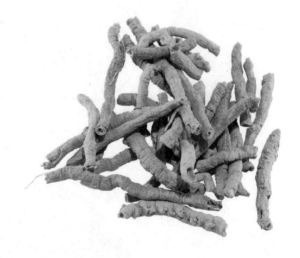

心有远志，不在当归

　　三国时期，蜀国大败魏国，蜀将姜维之母被抓。魏国逼迫姜维母亲劝其弃蜀归魏，于是，姜维母亲就写了一封书信，命其给自己买一味名叫"当归"的中药，借此暗示让他返回魏国。姜维对蜀汉社稷有一腔忠诚与建功立业的雄心，为向母亲以示心迹又不被敌人发现，便买了两包中药：一包是远志，一包是当归，托人送给母亲。母亲见后，心领神会，知道了孩子胸怀远志，要使失去的江山重归蜀汉的决心。此后，远志这味中药便成了远大志向的代名词。

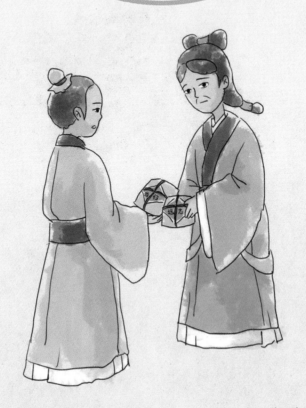

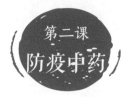
艾叶

ài yè

Argy Wormwood Leaf

【来源】菊科植物艾*Artemisia argyi* Lévl. et Vant. 的干燥叶。

【性味】辛、苦，温；有小毒。

【归经】归肝、脾、肾经。

【功效】温经止血，散寒止痛；外用祛湿止痒。

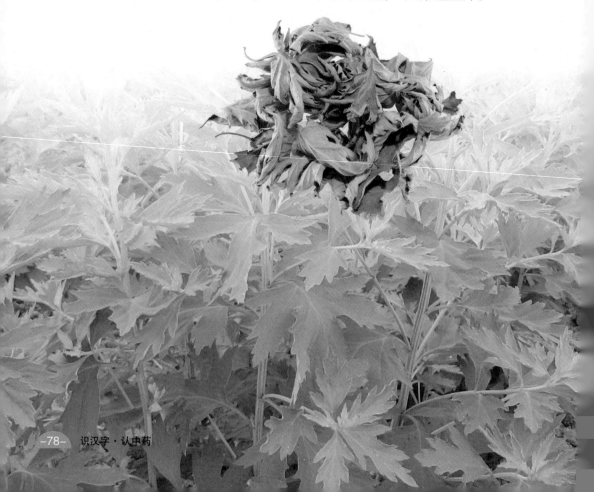

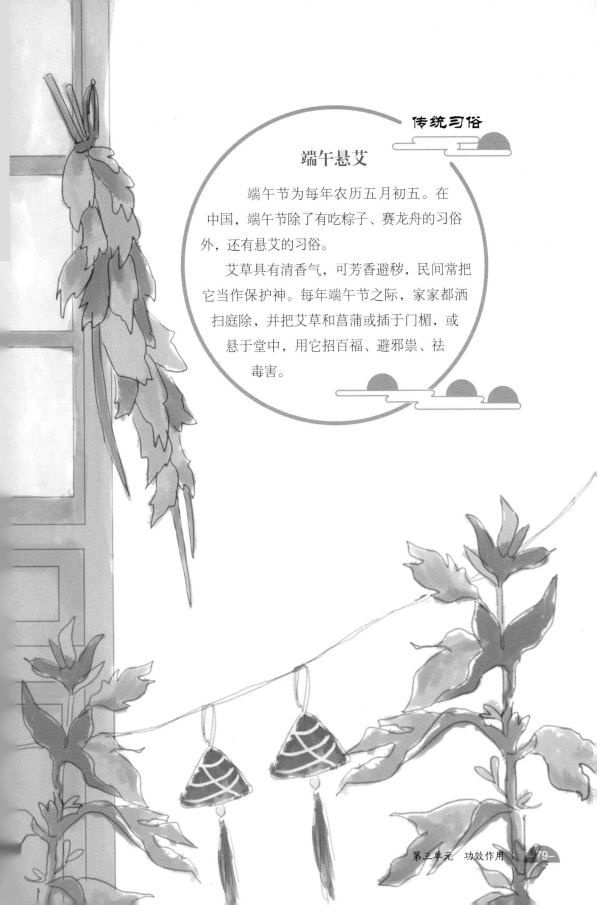

端午悬艾

端午节为每年农历五月初五。在中国，端午节除了有吃粽子、赛龙舟的习俗外，还有悬艾的习俗。

艾草具有清香气，可芳香避秽，民间常把它当作保护神。每年端午节之际，家家都洒扫庭除，并把艾草和菖蒲或插于门楣，或悬于堂中，用它招百福、避邪祟、祛毒害。

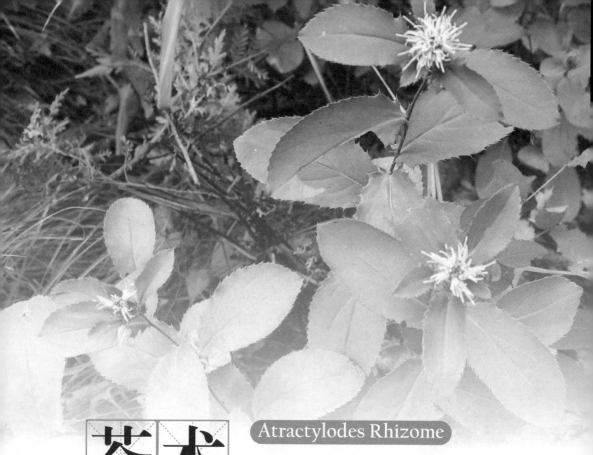

苍术

cāng zhú

Atractylodes Rhizome

【来源】菊科植物茅苍术 *Atractylodes lancea*（Thunb.）DC. 或北苍术 *Atractylodes chinensis*（DC.）Koidz. 的干燥根茎。

【性味】辛、苦，温。

【归经】归脾、胃、肝经。

【功效】燥湿健脾，祛风散寒，明目。

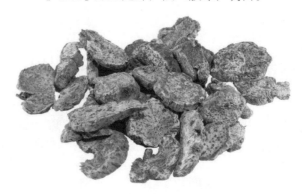

苍术香熏

中国用"香熏法"辟疫的历史悠久，早在秦汉时期帝王身旁常置香草，《史记·礼书》载帝王身"侧载臭苬，所以养鼻也"，苬（chén）即一种香草，臭意为香。

最简单的香熏方法就是焚香，即将芳香药物直接点燃，利用其产生的特殊气味，进行疾病防治和养生保健，实际就是现在的空气消毒法。现代研究证实，焚烧具有芳香气味的药物能抑制或杀死空气中一些致病微生物，并有数据表明，苍术烟熏的消毒效果不亚于紫外线和84消毒液。

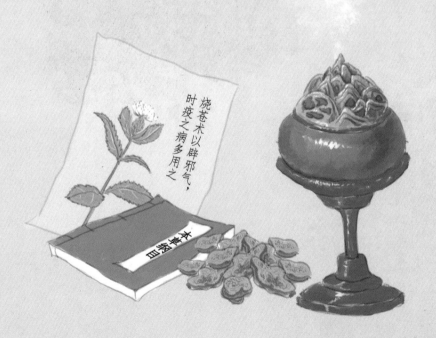

烧苍术以辟邪气，
时疫之病多用之

本草纲目

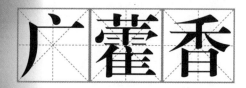

广藿香

guǎng huò xiāng

Cablin Patchouli Herb

【来源】唇形科植物广藿香 *Pogostemon cablin*
（Blanco）Benth. 的干燥地上部分。

【性味】辛，微温。

【归经】归脾、胃、肺经。

【功效】芳香化浊，和中止呕，发表解暑。

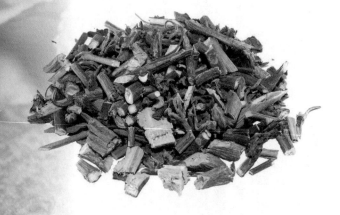

藿香正气水

　　"藿香正气水"源于"藿香正气散"，出自宋代的《太平惠民和剂局方》，已流传800多年。它由广藿香、紫苏、白芷、苍术、陈皮、厚朴等10味中药组成，现在已经开发为方便使用的中成药，如藿香正气水、藿香正气软胶囊。

　　藿香正气水不仅可用于外感风寒感冒、肠胃型感冒、中暑头痛呕吐等，还可用于治疗各种皮肤病。因其起效快，作用强，应用范围广，已成为百姓家中常备的一个良药。

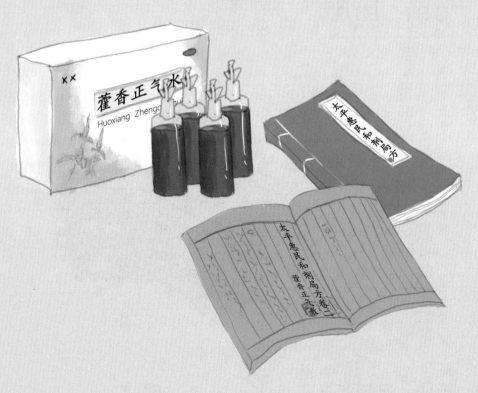

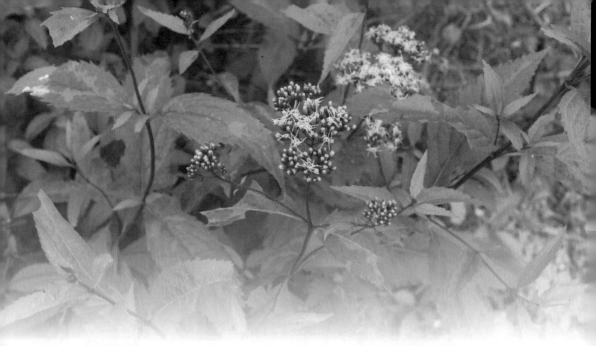

佩兰

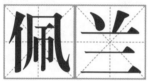

pèi lán

Fortune Eupatorium Herb

【来源】菊科植物佩兰*Eupatorium fortunei* Turcz. 的干燥地上部分。

【性味】辛，平。

【归经】归脾、胃、肺经。

【功效】芳香化湿，醒脾开胃，发表解暑。

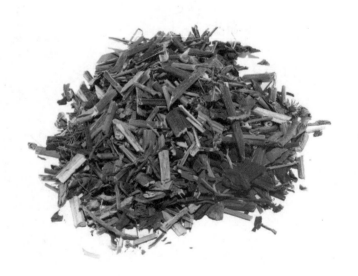

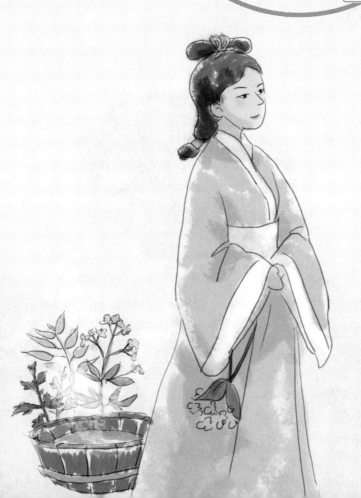

传统习俗

浴兰汤

　　佩兰古时单称"兰"，因有香气，妇女常把它的叶和花佩戴在身上，或为装饰，或为辟邪，故有"佩兰"之名。

　　沐兰汤是端午节的一个习俗，即用佩兰等具有香气的草药煮水洗澡，洁身驱邪。中国战国时期楚国诗人、政治家屈原在《九歌》中有"浴兰汤兮沐芳，华采衣兮若英"的诗句。

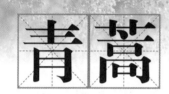

青蒿

qīng hāo

【来源】菊科植物黄花蒿*Artemisia annua* L. 的干燥地上部分。

【性味】苦、辛，寒。

【归经】归肝、胆经。

【功效】清虚热，除骨蒸，解暑热，截疟，退黄。

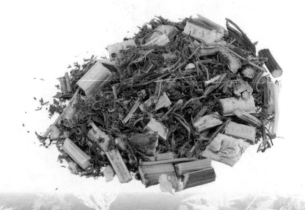

青蒿素

　　青蒿素是从菊科植物黄花蒿中提取出来的，但为什么取名"青蒿素"呢？

　　因为黄花蒿的干燥地上部分可药用，在中药中名为青蒿。屠呦呦是从具有截疟作用的中药中筛选出了青蒿，并从晋代葛洪《肘后备急方》对青蒿的使用方法"青蒿一握，以水二升渍，绞取汁。尽服之"的描述中得到灵感，用低温提取到有效抗疟成分，所以就随中药名而将这个抗疟有效成分命名为"青蒿素"。

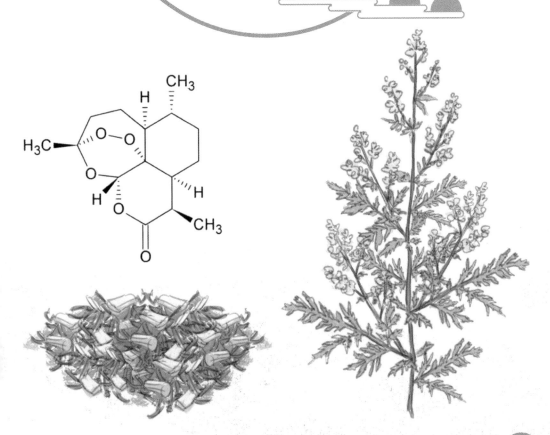

吴茱萸

wú zhū yú

Medicinal Evodia Fruit

【来源】芸香科植物吴茱萸 *Euodia rutaecarpa*（Juss.）Benth.、石虎 *Euodia rutaecarpa* (Juss.) Benth. var. *officinalis*（Dode）Huang 或疏毛吴茱萸 *Euodia rutaecarpa*（Juss.）Benth. var. *bodinieri*（Dode）Huang 的干燥近成熟果实。

【性味】辛、苦，热；有小毒。

【归经】归肝、脾、胃、肾经。

【功效】散寒止痛，降逆止呕，助阳止泻。

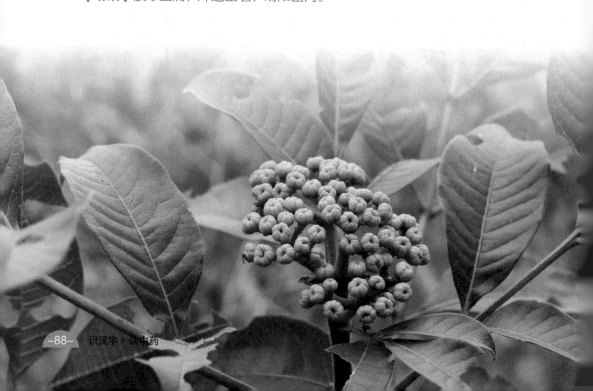

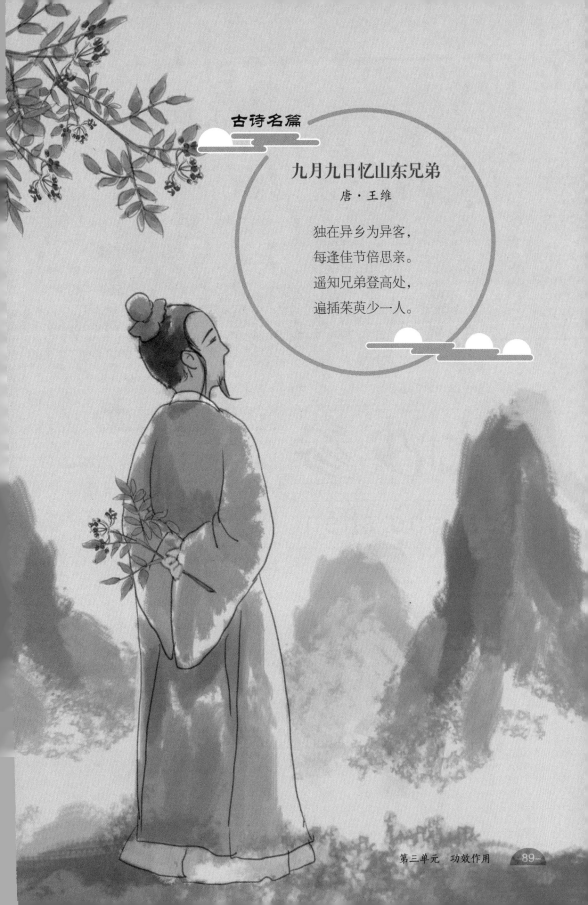

九月九日忆山东兄弟

唐·王维

独在异乡为异客，
每逢佳节倍思亲。
遥知兄弟登高处，
遍插茱萸少一人。

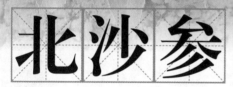

北沙参

běi shā shēn

Coastal Glehnia Root

【来源】伞形科植物珊瑚菜 *Glehnia littoralis* Fr. Schmidt ex Miq. 的干燥根。

【性味】甘、微苦，微寒。

【归经】归肺、胃经。

【功效】养阴清肺，益胃生津。

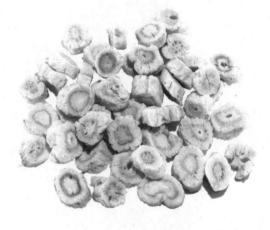

沙参姑娘落户莱阳

很久以前，莱阳城有一个年轻人张哥，将父母留下的两亩地都种上了沙参，在他的悉心照顾下，沙参长得特别好。采收季节到了，张哥挖出沙参堆在田边，并挑了最大的一棵带回家。晚上，张哥一闭上眼睛，就有一个天仙般的姑娘出现在他面前，一睁眼那个姑娘就消失，一连几天都是这样。这天，张哥把所有的沙参收拾好，准备拿到集市上去卖，谁知第二天一早发现，门外的沙参全都消失了。张哥顿觉天旋地转，昏倒在地。醒来时，身边坐着那位梦中见过的美丽姑娘，原来她是沙参姑娘。她告诉张哥，沙参是被一个恶霸偷走的，已帮张哥找回。沙参姑娘见张哥善良勤劳，且如此珍爱沙参，就嫁给了张哥。山东莱阳也逐渐成为沙参的道地产区。

沙参补肺阴，清肺火，治一切阴虚火炎。

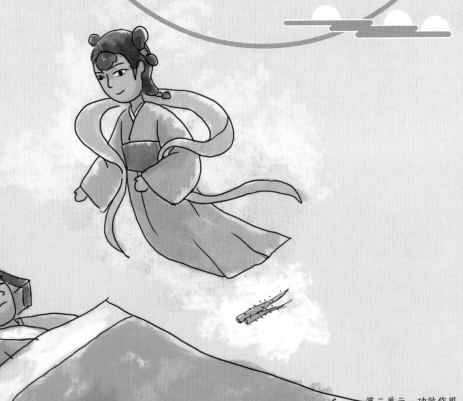

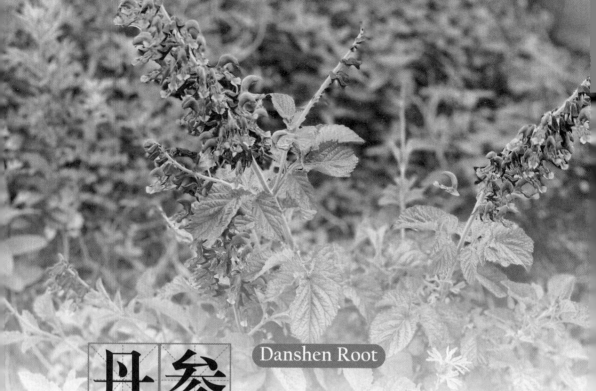

丹参

dān shēn

Danshen Root

【来源】唇形科植物丹参*Salvia miltiorrhiza* Bge. 的干燥根和根茎。

【性味】苦，微寒。

【归经】归心、肝经。

【功效】活血祛瘀，通经止痛，清心除烦，凉血消痈。

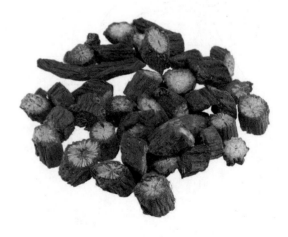

阿明闯关献丹心

　　很久以前，东海边一个渔村里有个青年叫阿明，从小丧父，与母亲相依为命。有一年，母亲患了妇科病久治不愈，阿明一筹莫展。听人说在东海中有个无名岛，岛上有一种花为紫蓝色，根呈红色的药草，以这种药草的根煎汤内服，能治好母亲的病，阿明决定去无名岛采药。去无名岛的海路暗礁林立，水流湍急，如闯"鬼门关"，但阿明救母心切，毅然前往。他绕过一个个暗礁，渡过一个个激流险滩，成功地登上了无名岛。阿明四处搜寻，找到了草药，挖了一大捆。返回渔村后，阿明每日按时侍奉母亲服药，母亲很快就痊愈了。村里人非常敬佩阿明，都说这药草凝结了阿明的一片丹心，便给这种根红的药草取名"丹心"，后来取其谐音就变成了"丹参"。

　　丹参，根皮丹红而肉紫，状似人参，虽有"参"名，但无补气作用，为调理血分之首药，主要用于多种瘀血为患的病症，有"一味丹参饮，功同四物汤"之说。

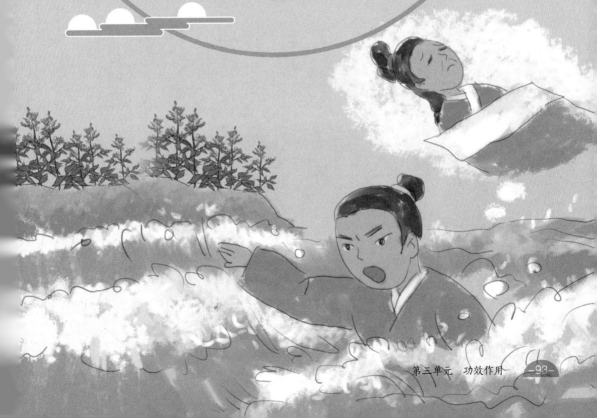

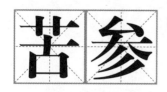

苦参

kǔ shēn

【来源】豆科植物苦参*Sophora flavescens* Ait. 的干燥根。

【性味】苦，寒。

【归经】归心、肝、胃、大肠、膀胱经。

【功效】清热燥湿，杀虫，利尿。

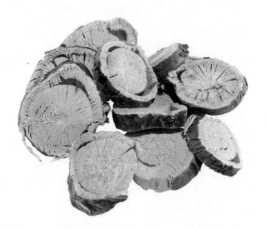

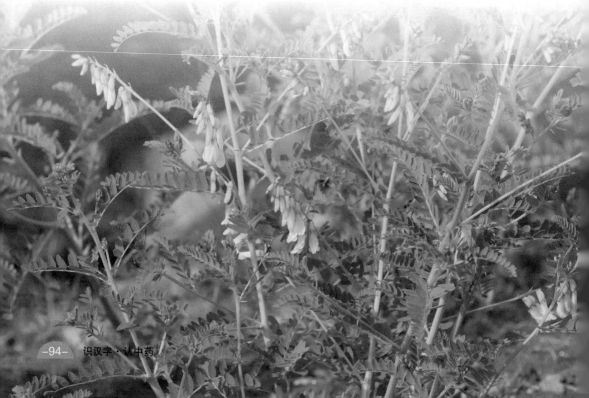

苦参清热治龋齿

在《史记·扁鹊仓公列传》中记载了西汉初期名医淳于意治疗牙疼的故事。

淳于意曾任齐太仓令，人称仓公，精于医道，治病多验。有一次，齐国有个大夫因为龋齿而牙疼，淳于意看了后，灸其左手阳明脉经，随即开出苦参汤，让其用苦参煎汤来漱口，每日漱三升水，约五六大碗，不出五六日，大夫牙疼的病就好了。

苦参，"苦"以味命名，"参"表明功效显著；又名野槐，以叶形似槐命名。苦参味愈苦，清热燥湿、杀虫功效愈烈。中国古代先民以苦参水漱口治疗龋齿。

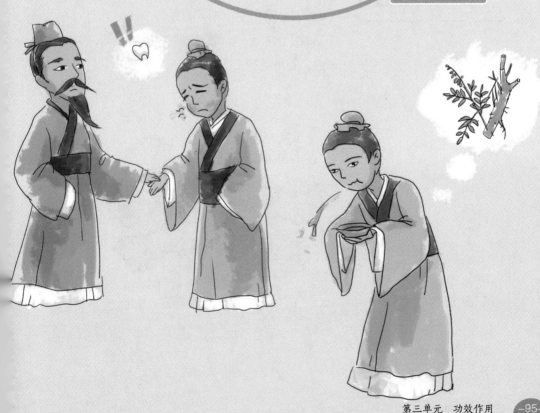

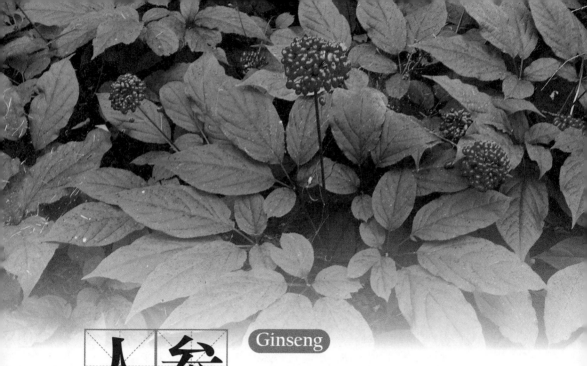

人参

rén shēn

Ginseng

【来源】五加科植物人参*Panax ginseng* C.A. Mey. 的干燥根和根茎。

【性味】甘、微苦，微温。

【归经】归脾、肺、心、肾经。

【功效】大补元气，复脉固脱，补脾益肺，生津养血，安神益智。

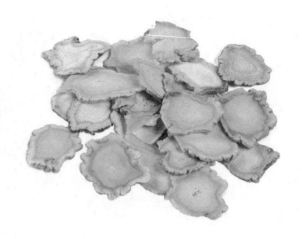

放山

人参主产于中国长白山地区，采挖野生人参十分艰难，采参人需结伴而行，风餐露宿，仔细找寻，每当发现人参，须细细挖出，不能损伤一点根须。当地把进深山老林寻找、采挖野山参，称为"放山"，并逐渐升华为一种独特的人参文化，被列入吉林省省级非物质文化遗产。

人参年深日久，根逐渐长成如人形，主入脾经，大补元气，被称为"百草之王"。

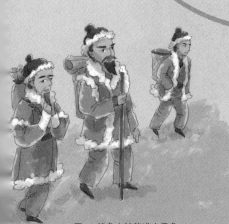

图1　挖参人结伴进山寻参

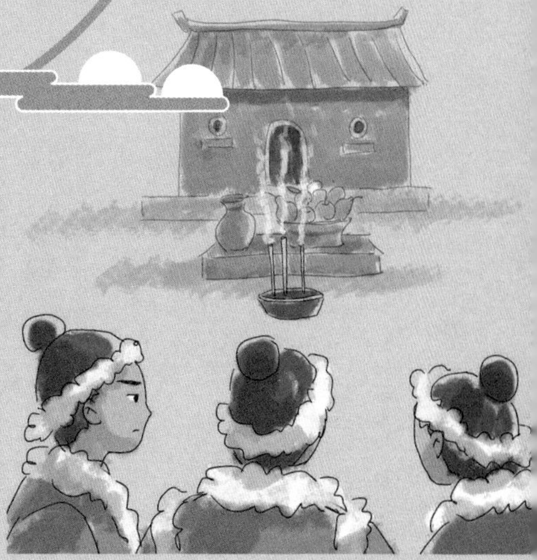

图4　挖到人参下山答谢还愿

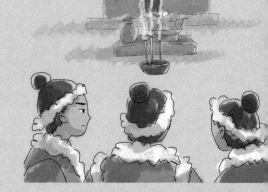

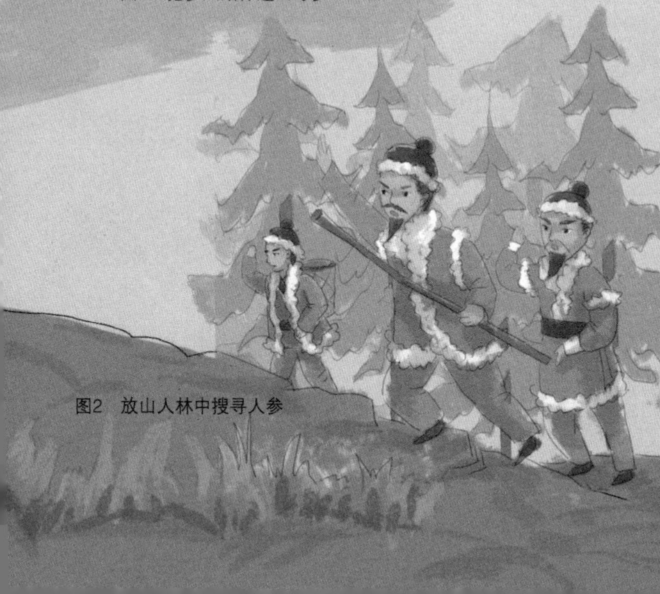

图2　放山人林中搜寻人参

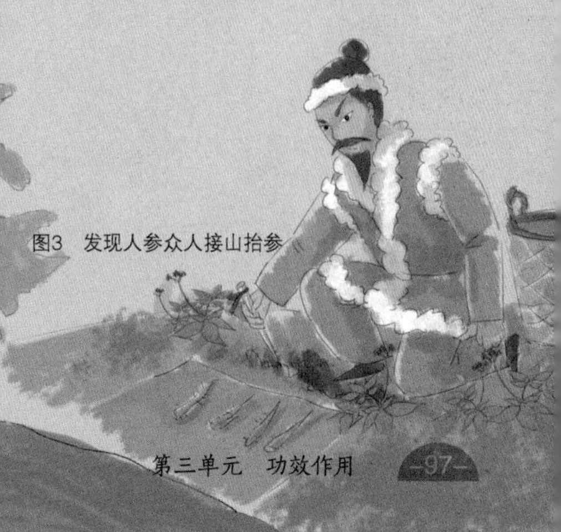

图3　发现人参众人接山抬参

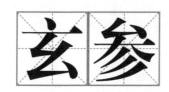

玄参

xuán shēn

Figwort Root

【来源】玄参科植物玄参*Scrophularia ningpoensis* Hemsl. 的干燥根。

【性味】甘、苦、咸，微寒。

【归经】归肺、胃、肾经。

【功效】清热凉血，滋阴降火，解毒散结。

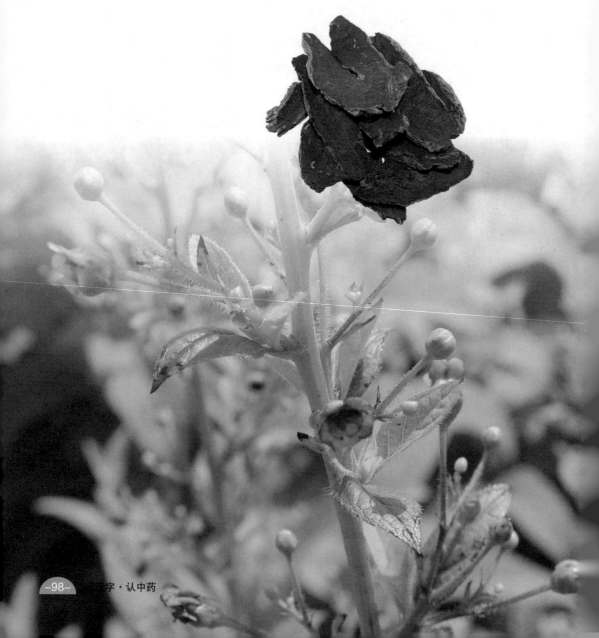

玄参酒巧降张飞火

三国时候，蜀国五虎将之一张飞，嗜酒成性，长期喝酒吃肉，导致热病伤阴，胃火上炎，经常牙痛，一痛起来便借着几分酒意，鞭打士兵。有一个叫玄台的侍卫，自幼家传医学，他见状，便去买了半斤玄参掺进酒里，张飞喝了玄参酒后酣然入睡，不再打人。后来，每当张飞酒醉，玄台就叫人熬玄参汤给他喝，慢慢地连张飞的牙痛都治好了。

玄参色黑，又名黑参，主入肾经，既能清热凉血，又能滋阴润燥。

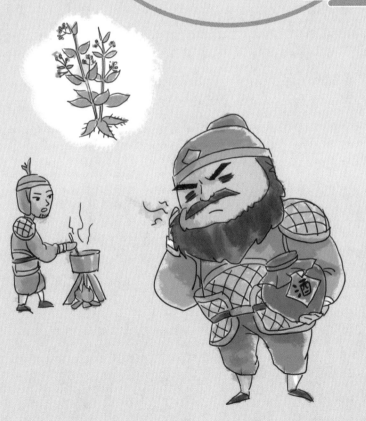

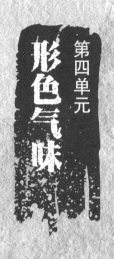

第四单元

形色气味

　　中药的原植物和生药形态、颜色、气味，往往有其特殊之处，给人留下深刻的印象，因而人们常常根据形态特征来命名中药。有以特殊的原植物或生药形状命名的中药，如块根形似乌鸦头的乌头，茎节膨大像牛的膝关节的牛膝；有以药物颜色为依据命名的中药，如色黄的黄芩、黄柏、姜黄，色红的红花、丹参，色紫的紫草等；有以药物所特有的气味命名的中药，如有败酱气的败酱草，浓烈鱼腥气的鱼腥草等；有以特殊的味道命名的中药，如味苦的苦参，味甜的甘草，味辛的细辛等。总之，中药的命名与其自身特点有着密切关系。

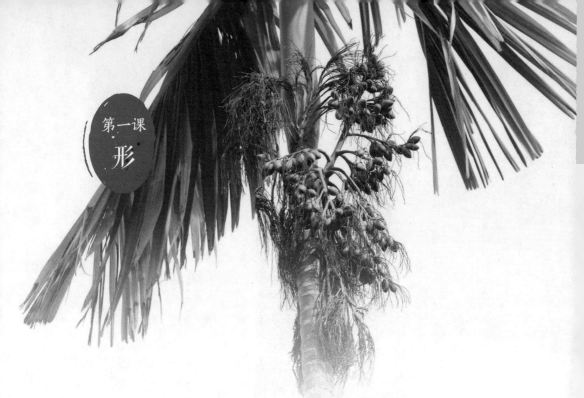

大腹皮

dà fù pí

Areca Peel

【来源】棕榈科植物槟榔 *Areca catechu* L. 的干燥果皮。

【性味】辛，微温。

【归经】归脾、胃、大肠、小肠经。

【功效】行气宽中，行水消肿。

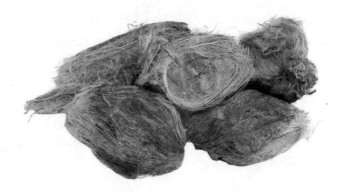

巧用腹皮降气除湿

　　有个病人身体肥胖，最近又暴饮暴食、劳累过度，导致肚子肿胀、饮食不下、二便难通。医生诊治这是虚实夹杂，因虚致实，用"六君子汤"健脾益气，同时还配了一味宽中下气、行水消肿的中药——大腹皮。病人服完药后，果然胸中气宽，肠腑转动，放了很多屁，大小便量增多，胃口大开。连服了七剂药，胀满的肚皮慢慢消下去了。正是"大腹便便用腹皮，降气除湿两相宜。水肿气肿二便闭，皆因三浊腹中聚"。

　　大腹皮是槟榔的外皮，因形似大腹而得名，以宽中下气行水见长，可行浊气，下浊水，排浊滓，是治大腹三浊壅塞的一味妙药。

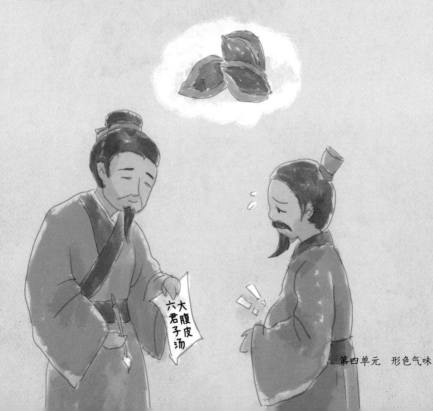

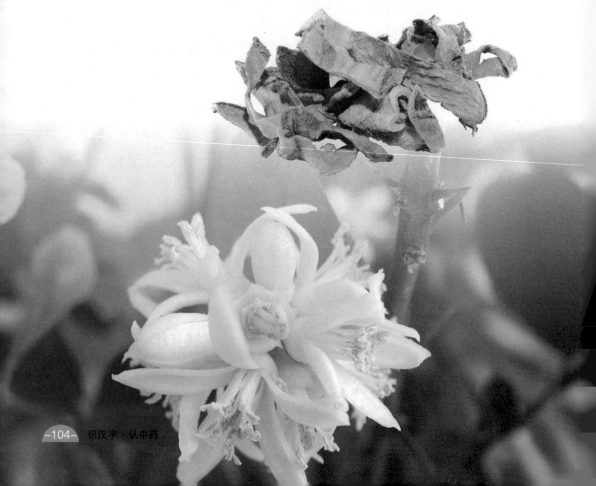

佛手

fó shǒu

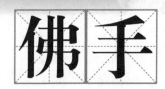

Finger Citron

【来源】芸香科植物佛手*Citrus medica* L. var. *sarcodactylis* Swingle的干燥果实。

【性味】辛、苦、酸，温。

【归经】归肝、脾、胃、肺经。

【功效】疏肝理气，和胃止痛，燥湿化痰。

仙女赐天橘，金黄似佛手

相传，有一对母子，母亲年老久病，胸腹胀闷不舒，儿子四处为母求医无效。一天夜里，儿子梦见一位仙女，赐给他一只犹如仙女手样的果子，母亲一闻，病就好了。醒来后儿子下决心要找到梦中的果子，听说金华山上有能治母亲的金果，儿子便翻山越岭，爬上金华山顶。一进山门，只见金花遍地，金果满枝。一位美丽女子飘然而至，儿子定睛一看，正是梦中仙女。仙女送给他天橘一只，儿子感激不尽，并恳求仙女再赐一棵天橘苗，仙女满足了他的要求。

儿子将天橘给母亲服用，母亲果然好了。天橘苗经过辛勤培植，结出许多金果，给更多的人享用。乡亲们认为，这位仙女就是救世观音，天橘像观音的玉手，因此称之为"佛手"。

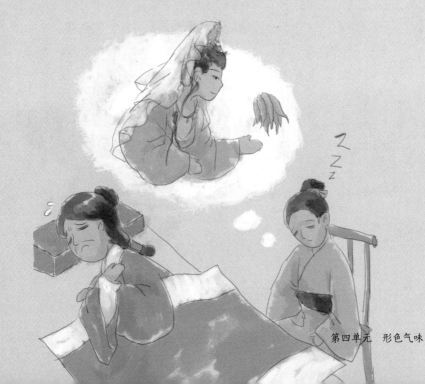

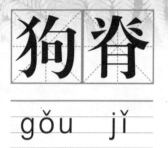

狗脊

gǒu jǐ

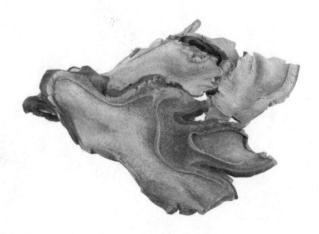

Cibot Rhizome

【来源】蚌壳蕨科植物金毛狗脊*Cibotium barometz* (L.) J. Sm. 的干燥根茎。

【性味】苦、甘，温。

【归经】归肝、肾经。

【功效】祛风湿，补肝肾，强腰膝。

人狗情深，化药治病

　　很久以前，住在青城山下的张方和黄狗"阿黄"，朝夕相伴，形影不离。一日，张方在外饮酒后，提着灯笼回家，半道醉倒在草丛中，并打翻了灯笼。灯笼里的烛火烧着了他身边的枯草，阿黄看到急得汪汪直叫，用爪子在旁边的水坑沾水，来拍打张方的脸。张方惊醒过来，幸免于难。

　　有一天夜里，家里进贼，阿黄为护主人撕咬贼人，不幸被贼人的匕首刺穿了喉头。张方含泪埋葬了阿黄，并常去坟地看望。后来，在阿黄坟头上长出一株植物，贴地处还有密密麻麻的黄毛，很像阿黄。张方拔起这草，一阵异香袭来，浑身舒畅，一直困扰他的腰痛竟似好了许多，他认为这是阿黄送药来给他治病的。于是，张方将草连根拔下拿回家煎水喝。果然，腰伤不久就痊愈了。因为这草根长且上面有多数茎基，状如狗的脊骨，表面还被有金黄色绒毛，便得名为"金毛狗脊"。

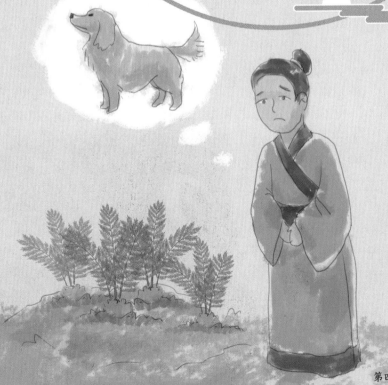

钩藤

gōu téng

Gambir Plant Nod

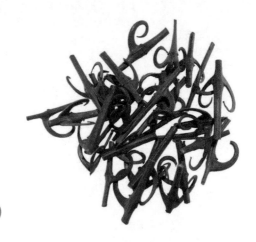

【来源】茜草科植物钩藤*Unacaria rhynchophylla* (Miq.) Miq. ex Havil.、大叶钩藤*Uncaria macrophylla* Wall.、毛钩藤*Uncaria hirsuta* Havil.、华钩藤*Uncaria sinensis* (Oliv.)Havil. 或无柄果钩藤*Uncaria sessilifructus* Roxb. 的干燥带钩茎枝。

【性味】甘，凉。

【归经】归肝、心包经。

【功效】息风定惊，清热平肝。

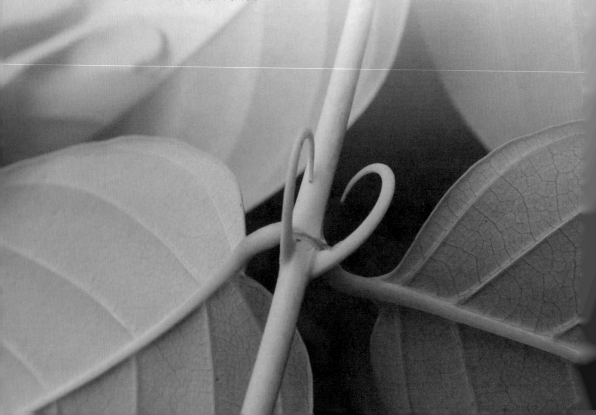

宝钗巧用钩藤治肋痛

　　《红楼梦》第八十回记载，宝钗哥哥薛蟠之妻夏金桂不听薛宝钗好言相劝，借酒发疯，大吵大嚷，气得薛姨妈怒发冲冠，肝气上逆，致使"左肋疼痛得很"，宝钗"等不及医生来看，先叫人去买了几钱钩藤来，浓浓的煎了一碗，给母亲吃了"，薛姨妈这才"睡了一觉，肝气也渐渐平复了"。

　　钩藤是中医临床常用的平肝解郁类中药，茎节上着生一对或单个弯钩刺而得名。书中薛姨妈肝气上逆，因气滞引起了两肋疼痛，钩藤可以平肝息风，正解肝郁气滞之痛。目前，钩藤在临床上应用也更加广泛，常借其平肝之力，用于治疗高血压，效果极好。

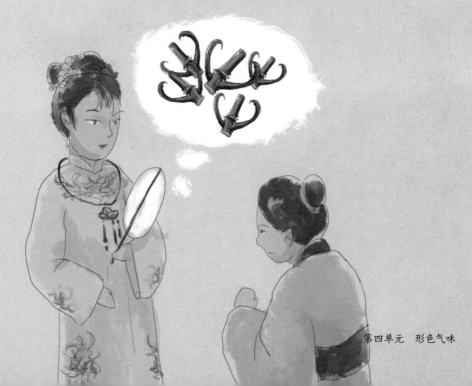

锦灯笼

jǐn dēng long

Franchet Groundcherry Fruit

【来源】茄科植物酸浆*Physalis alkekengi* L. var. *franchetii* (Mast.) Makino的干燥宿萼或带果实的宿萼。

【性味】苦，寒。

【归经】归肺经。

【功效】清热解毒，利咽化痰，利尿通淋。

灯笼果好食开音

从前，有一个山村秋收农忙时，为了安全，许多家都把小孩锁在家里后下地收割。被锁在家里的孩子们整天哭喊着找妈妈，最后把嗓子都哭哑了。待秋收完后，村民们才有时间带孩子去看医生，可惜耽误太久，孩子们的声音越来越哑。

有一天雨后，有个小姑娘去树林中捡蘑菇迷失了方向，第三天村民们才找到她。令人惊奇的是，小姑娘竟能开口叫"妈妈"，而且声音清亮。原来，这几天她饿了就吃一种像灯笼一样的果实，不知不觉嗓子就好了。于是，人们纷纷到林中采集这种果实给自家孩子吃，很快，孩子们都能发声了。由于果实长的像红灯笼，而发现它的小姑娘又喜欢穿红衣服，人们就把这种果实叫成"红姑娘"。

李时珍听说了这个故事，又亲自验证了其功效，确实可以治声音嘶哑，便把这药记载为"锦灯笼"。锦灯笼果实外垂绛囊，形如灯笼，内有红子，酸甜可食。

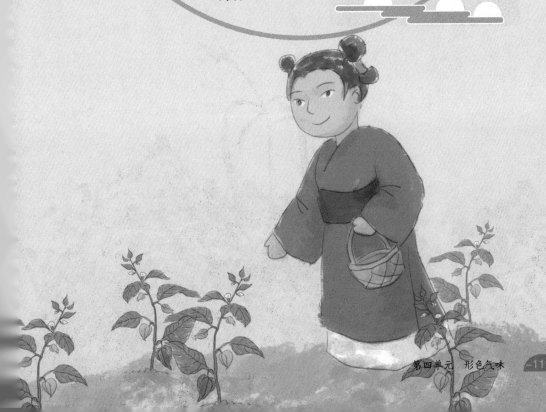

木蝴蝶

mù hú dié

Indian Trumpetflower Seed

【来源】紫葳科植物木蝴蝶 *Oroxylum indicum* (L.) Vent. 的干燥成熟种子。

【性味】苦、甘，凉。

【归经】归肺、肝、胃经。

【功效】清肺利咽，疏肝和胃。

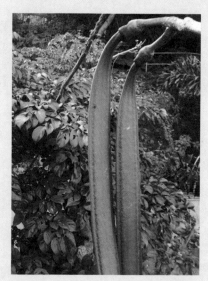

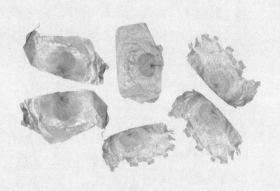

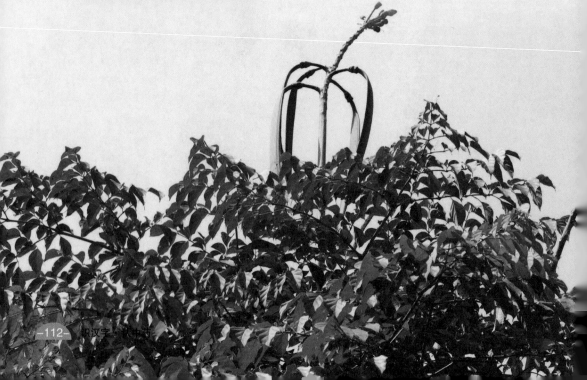

蝶舞千日茶

　　木蝴蝶色白似蝴蝶形，故得此名，具有清肺利咽、疏肝和胃、美白肌肤、消脂瘦身的效果；千日红能清肝散结、止咳定喘；二者合用，能促进新陈代谢，主要用于风热咳嗽、声音嘶哑、咽喉疼痛、肝胃气痛，抗衰老。

　　材料：木蝴蝶、千日红各3克。

　　做法：将木蝴蝶、千日红放入茶杯中，冲入沸水，盖盖闷3分钟，温饮即可。

　　功效：每日1剂，代茶饮。可治疗咳嗽、扁桃体炎。

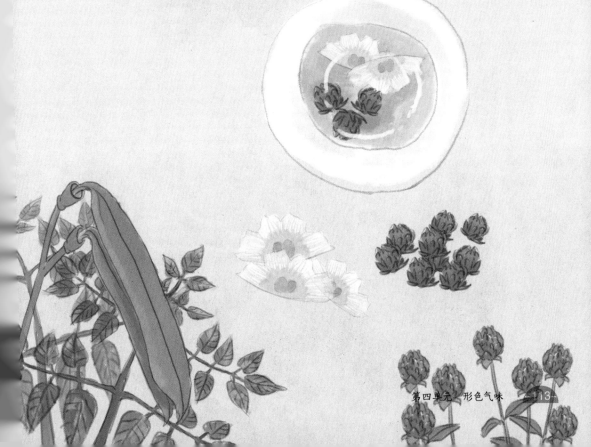

牛膝

niú xī

【来源】苋科植物牛膝Achyranthes bidentata Bl. 的干燥根。

【性味】苦、甘、酸，平。

【归经】归肝、肾经。

【功效】逐瘀通经，补肝肾，强筋骨，利尿通淋，引血下行。

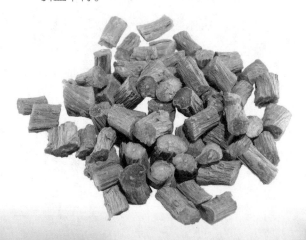

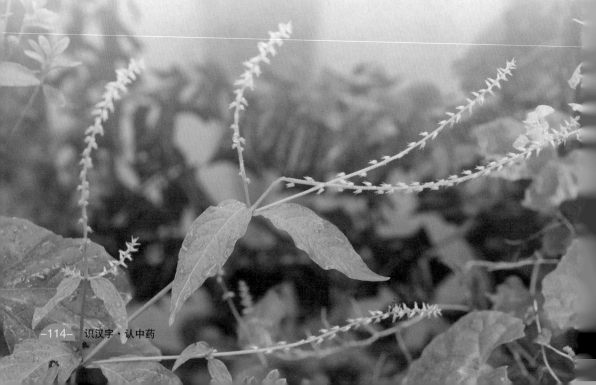

孝敬师傅得秘方

有位河南郎中认识一种药草，靠它治好了许多人。随着年纪渐大，郎中希望把这秘方传给心地善良的徒弟。他先后来到几个徒弟家，但都因徒弟们认为无利可图而被赶出家门。他有点绝望，这时，最小的徒弟把他接到家中，嘘寒问暖，在师傅病倒时，还整天守在床前伺候，像对父母一样孝顺。师傅看在眼里，暗暗点头。一天，他把小徒弟叫到面前，解开贴身小包袱，说："这里有一种药草是个宝，用它制成药，能强筋骨、补肝肾，药到病除。我把它传给你！"师傅死后，小徒弟就靠师傅传下的秘方，成为一个有名的郎中。

师傅留下的药草形状很特别，茎上有棱节，很像牛的膝盖，因此取名"牛膝"。

河南产的牛膝，又称"怀牛膝"，是道地药材。

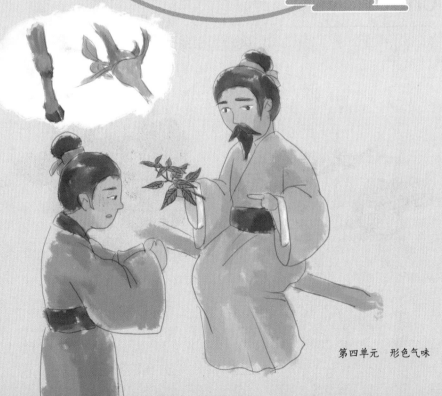

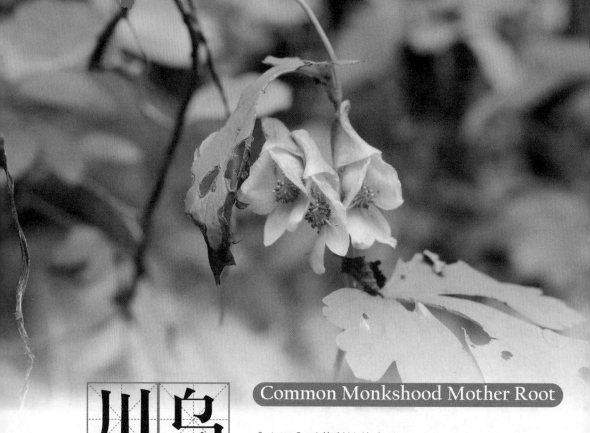

川乌

chuān wū

Common Monkshood Mother Root

【来源】毛茛科植物乌头*Aconitum carmichaelii* Debx. 的干燥母根。

【性味】辛、苦，热；有大毒。

【归经】归心、肝、肾、脾经。

【功效】祛风除湿，温经止痛。

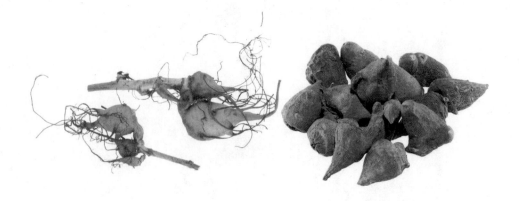

刮骨疗毒

关羽攻打樊城时被毒箭射中右臂，将士们取出箭头一看，毒已渗入骨头。后来，箭伤逐渐加重，华佗前来给关羽治伤，发现关羽是中了一种名为乌头的箭毒，需剖开伤口，刮去骨头上的毒素，隐患才可以除去。关公饮了几杯酒，伸出手臂让华佗下刀。华佗割开皮肉并用刀刮骨，沙沙有声，在场者皆掩面失色。而关公饮酒食肉，谈笑弈棋，全无痛苦之色。华佗刮去骨上之毒，敷上疮药，进行缝合，术后关公即觉右臂伸舒自如。刮骨疗毒这个成语意指彻底治疗，从根本上解决问题。

乌头主产于四川江油等地区，因形如乌鸦之头而得名，习称"川乌"。乌头含双酯型生物碱类成分，有大毒，入药须炮制减毒。

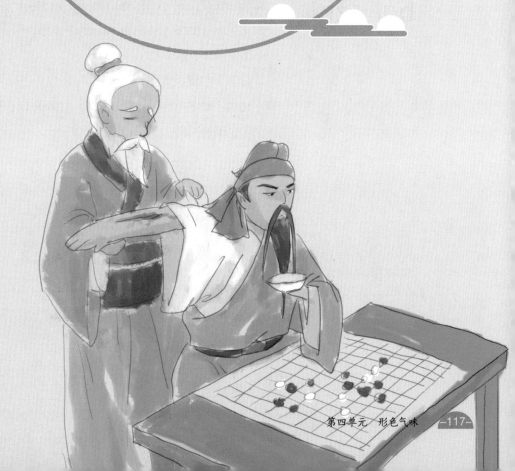

白芷

bái zhǐ

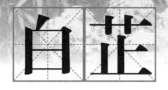

Dahurian Angelica Root

【来源】伞形科植物白芷*Angelica dahurica* (Fisch. ex Hoffm.) Benth.et Hook. f. 或杭白芷*Angelica dahurica* (Fisch. ex Hoffm.) Benth. et Hook. f. var. *formosana* (Boiss.) Shan et Yuan的干燥根。

【性味】辛，温。

【归经】归胃、大肠、肺经。

【功效】解表散寒，祛风止痛，宣通鼻窍，燥湿止带，消肿排脓。

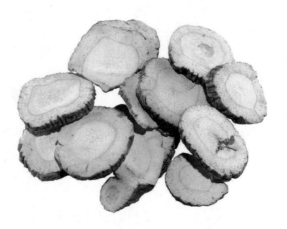

美白祛斑用白芷

因药材断面为白色，故名"白芷"。白芷可"长肌肤，润泽颜色"，古代常作为美容佳品。

慈禧太后步入中年后，脸部肌肤变得粗糙发黄，还生出大片黑斑。于是，慈禧急召御医李德昌和王永隆为她诊治。两位御医经过反复研究和论证，为慈禧拟出一个绝世妙方——玉容散。玉容散中含白芷、白丑、白僵蚕、白细辛、白附子、白莲蕊、白术、白蔹、白丁香、鹰条白、鸽条白等多味中药，将这些中药研成细粉，用时取细粉与蛋清调成稀膏敷面，之后再洗净。玉容散有温经活络，驱风美白、去粉刺的功效，慈禧用后既美白祛斑，还可治疗其素有的面部痉挛，十分喜爱。但白芷含有光敏性物质，忌白天使用。

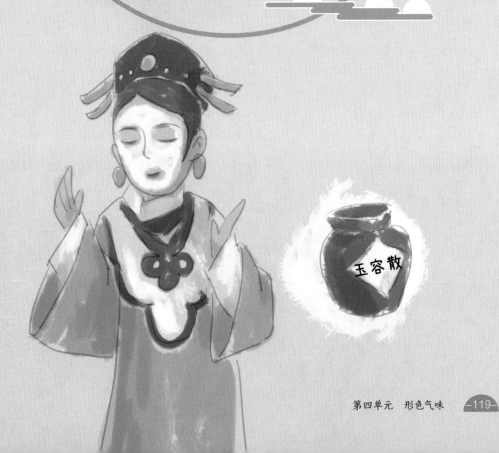

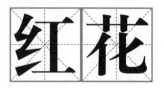

红花

hóng huā

【来源】菊科植物红花*Carthamus tinctorius* L. 的干燥花。

【性味】辛，温。

【归经】归心、肝经。

【功效】活血通经，散瘀止痛。

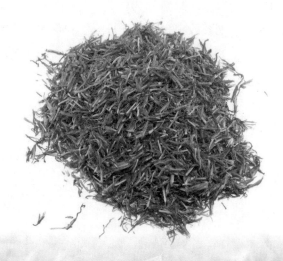

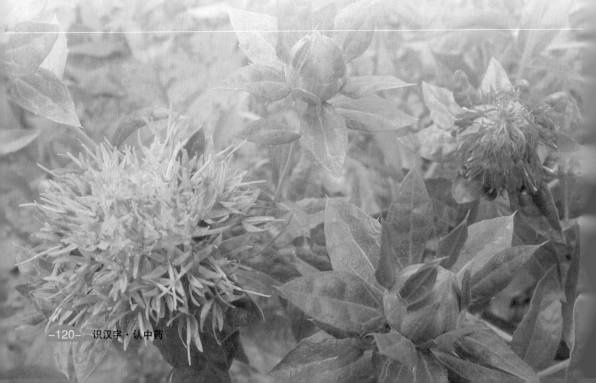

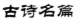

菩萨蛮

宋·晏几道

娇香淡染胭脂雪，愁春细画弯弯月。

花月镜边情，浅妆匀未成。

佳期应有在，试倚秋千待。

满地落英红，万条杨柳风。

【注】红花，原名红蓝花，在古代是重要的红色染料，由红花为原料制作的胭脂，是古代女性最常用的涂在面颊和口唇的化妆品。

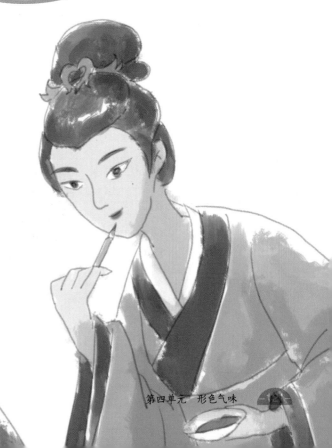

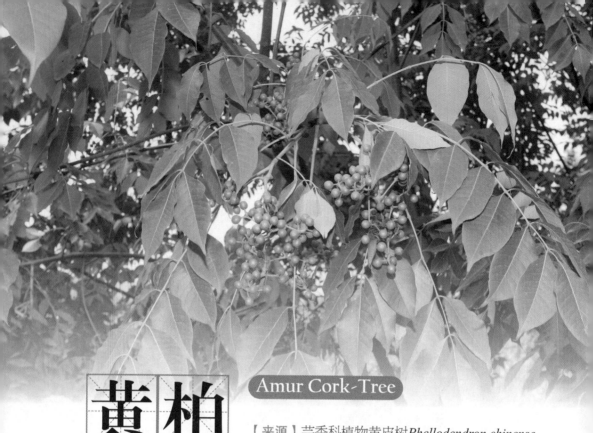

黄柏

huáng bò

Amur Cork-Tree

【来源】芸香科植物黄皮树*Phellodendron chinense* Schneid. 的干燥树皮。

【性味】苦，寒。

【归经】归肾、膀胱经。

【功效】清热燥湿，泻火除蒸，解毒疗疮。

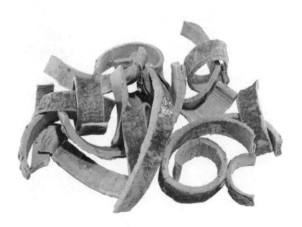

冬夜读书

宋·陆游

平生喜藏书，拱璧未为宝。

归来稽山下，烂漫恣探讨。

六经万世眼，守此可以老。

多闻竟何用，绮语期一扫。

幽居出户稀，衰病拥炉早。

青灯照黄卷，作意勿草草。

【注】黄柏为黄皮树树皮，颜色鲜黄，在古时是重要的
黄色染料。黄柏清热燥湿，杀虫效果佳，以黄柏染
纸，可防虫蛀。成语青灯黄卷意思为光线青荧
的油灯和纸张泛黄的书卷，借指清苦
的攻读生活。

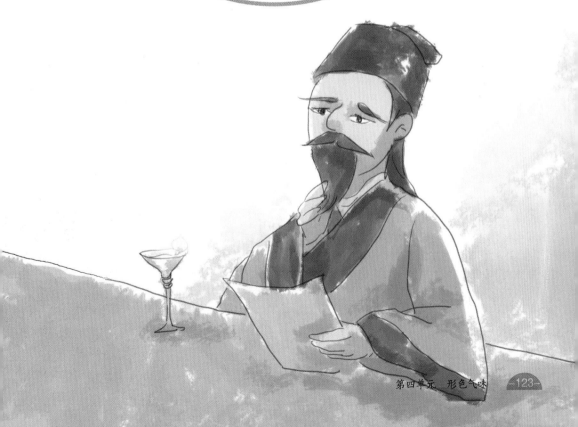

姜黄

jiāng huáng

Turmeric

【来源】姜科植物姜黄*Curcuma longa* L. 的干燥根茎。

【性味】辛、苦，温。

【归经】归脾、肝经。

【功效】破血行气，通经止痛。

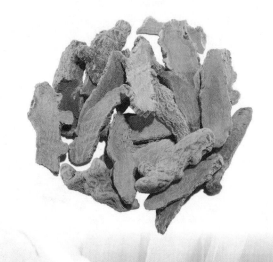

印度风味咖喱

　　姜黄香气浓厚，颜色金黄，是著名的常用香料之一，也是印度咖喱粉的主要组成之一。加入了姜黄粉的咖喱，色香味俱全，可做成咖喱鸡、咖喱土豆、咖喱牛肉等，是印度人民喜爱的日常调料。

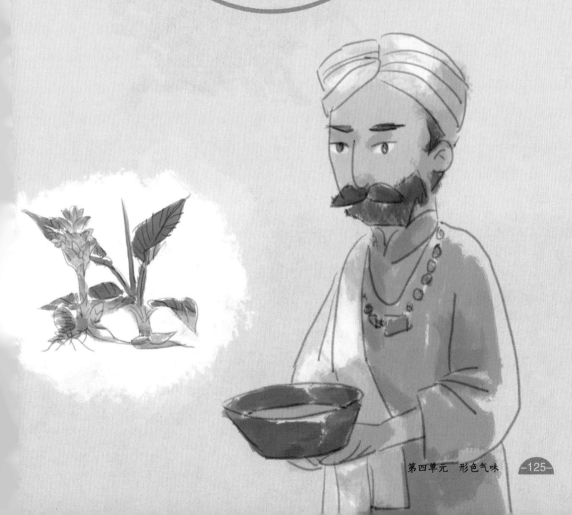

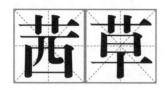

茜草

qiàn cǎo

Indian Madder Root

【来源】茜草科植物茜草*Rubia cordifolia* L. 的干燥根和根茎。

【性味】苦，寒。

【归经】归肝经。

【功效】凉血，祛瘀，止血，通经。

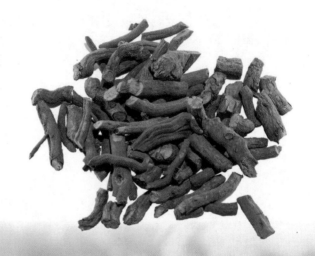

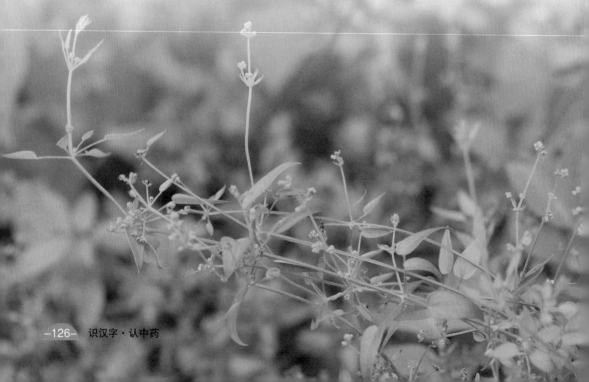

误用茜草止血佳

古时，有位大官突流鼻血，血流不止，全家人急得团团转。一个随从说："城东有家药铺的汤药包治百病，何不买一些回来试试？"大官便派随从飞马来到城东，取了汤药后，又快马加鞭往回赶。不料，快到官府时，随从不小心将罐子打翻，药汤洒光了。若折回去已来不及，忽想起附近有一染坊，里面有一个朋友常吃药，如有熬好的药汤，不妨要一些回去应付差事。他走进染坊，见一染缸里的水和刚才那罐药汤颜色差不多，便舀了一罐回去。大官接过药汤仰脖就喝，随从站在一边瞅着，背脊上直冒冷汗。谁知过了一会儿，大官的鼻血止住了，直喊："真是妙药！"后来，染坊的朋友告诉随从，那染料水是用茜草熬出来的，可以染红布，但也有止血作用。

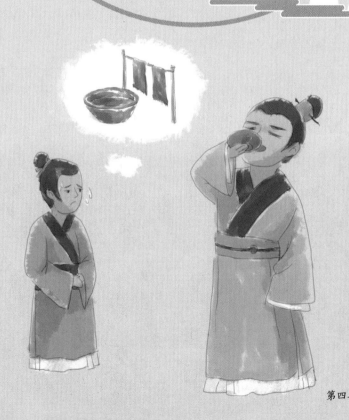

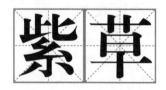

紫草

zǐ cǎo

Arnebia Root

【来源】紫草科植物新疆紫草*Arnebiab euchroma* (Royle) Johnst. 或内蒙紫草*Arnebia guttata* Bunge的干燥根。

【性味】甘、咸，寒。

【归经】归心、肝经。

【功效】清热凉血，活血解毒，透疹消斑。

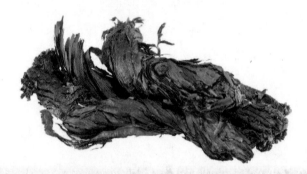

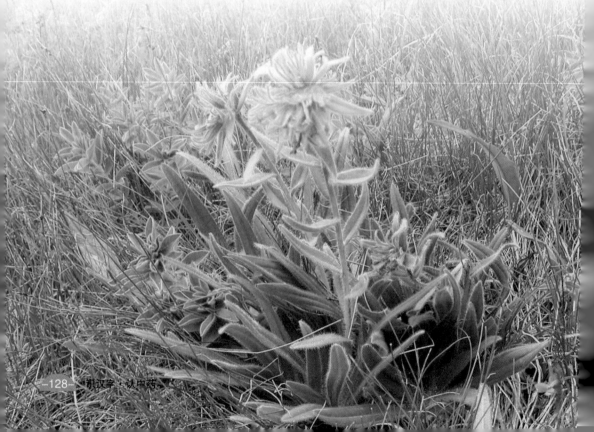

齐桓公好服紫

植物紫草，花紫根紫，故名紫草，不仅是中药，在古时候还是重要的紫色染料。但由于其中的紫色色素不易提取，因此所染紫色布料十分珍贵，常为宫廷所用。

春秋时期，齐桓公喜欢穿紫色衣服，结果全国百姓纷纷效仿都穿紫色衣服。在那时，五匹生绢也换不到一匹紫色的布。齐桓公对此十分忧虑，对相国管仲说："我喜欢穿紫色的衣服，所以紫色的衣料十分昂贵，全国的百姓喜欢穿紫色的衣服就没完没了，我该怎么办？"管仲说："您想制止这种情况，为什么不试一下您自己不穿紫衣服呢？您可以对身边的侍从说：'我非常厌恶紫色衣服的气味。'如果侍从中有穿紫衣来晋见，桓公您一定要说：'退后一点，我厌恶紫色衣服的气味。'"齐桓公回答："好。"就在这一天，侍卫近臣们就没有再穿紫色衣服了；到第二天，城中也没人再穿紫色衣服了；过了很多天，国境之内也没人再穿紫色衣服了。

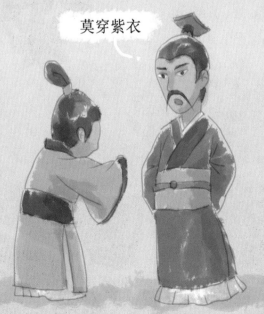

莫穿紫衣

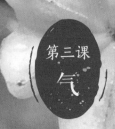

八角茴香

bā jiǎo huí xiāng

Chinese Star Anise

【来源】木兰科植物八角茴香*Illicium verum* Hook. f. 的干燥成熟果实。

【性味】辛，温。

【归经】归肝、肾、脾、胃经。

【功效】温阳散寒，理气止痛。

厨房必备
——十三香

八角茴香，又称为大料，在中国可作为辛味调料品。八角茴香与花椒、豆蔻、草果、小茴香、肉桂等13味中药香料磨粉，即成中国最著名的调味品——十三香。民以食为天，食以味为先，在炖肉时加入十三香，可使肉质细腻，香味浓郁，久食不腻。

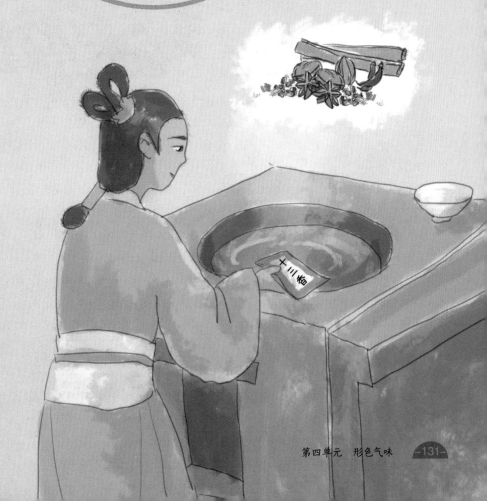

败酱草

bài jiàng cǎo

Atrina Glass

【来源】败酱科植物白花败酱*Patainia uillose* Juss.、黄花败酱*Patainia scabiosaefolia* Fisch. ex Link的带根全草。

【性味】苦，平。

【归经】归肝、胃、大肠经。

【功效】清热解毒，排脓破瘀。

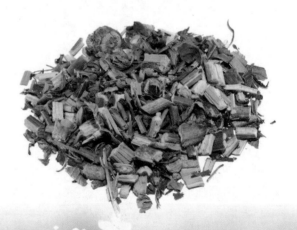

肠痈腹痛的首选药
——败酱草

相传，有个人拉肚子，赤白相间，臭秽稀烂如腐败豆酱。老大夫叫他就地采新鲜败酱草二两，煎汤的时候再加冰糖。没想到服一剂后，病情见好。

学徒问老大夫："为何用败酱草？"老大夫说："败酱草，顾名思义，其草气如败豆酱，有一股陈腐气，陈腐败酱者，皆浊阴之味，夫浊阴者，善于出下窍。败酱草辛散苦泄寒凉，既可清热解毒又可消痈排脓，为治疗肠痈腹痛的首选药物。""败酱草不难喝，为啥加冰糖呢？"老大夫说："甘能缓急，病人有腹痛，可以急食甘以缓之。"在《闽东本草》中亦有记载：治赤白痢疾，鲜败酱草二两，冰糖五钱，水煮，顿服。

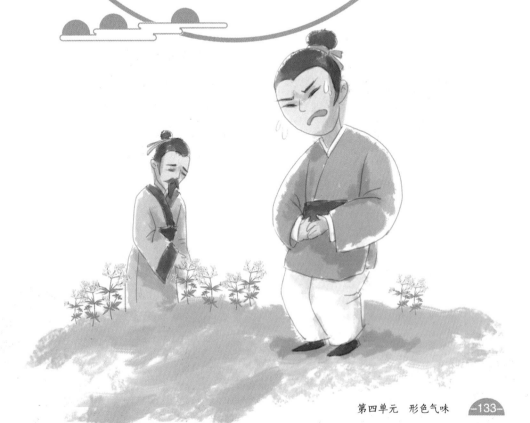

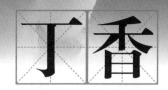

丁香

dīng xiāng

Clove

【来源】桃金娘科植物丁香*Eugenia caryophyllata* Thunb. 的干燥花蕾。成熟果实入药，称母丁香。

【性味】辛，温。

【归经】归脾、胃、肺、肾经。

【功效】温中降逆，补肾助阳。

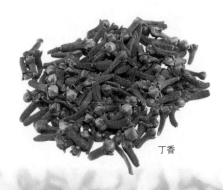

丁香

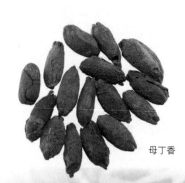

母丁香

古代的口香糖
——鸡舌香

丁香花蕾入药，名为公丁香，果实入药名为母丁香，因种仁形似鸡舌，又名鸡舌香。古时朝臣常口含鸡舌香上朝奏事，以使口气芬芳，而这项宫廷礼仪的形成与东汉时的一位大臣有关。

据说，在汉桓帝时，有侍者名刁存，德高望重。但他年老口臭，汉桓帝便赐他一颗海外进贡的鸡舌香，叫他含在口中。刁存不知何物，因入口后有一股辛辣之味，便以为是皇帝赐死的毒药。他惶恐不安地回到家中，与家人诀别。此时，恰有一位好友来访，便让刁存把"毒药"吐出看看。刁存吐出后，仍觉得齿舌生香，满口馥郁。好友察看后，认出那是一枚上等的鸡舌香，是皇上的特别恩赐。因虚惊一场，遂成笑谈。

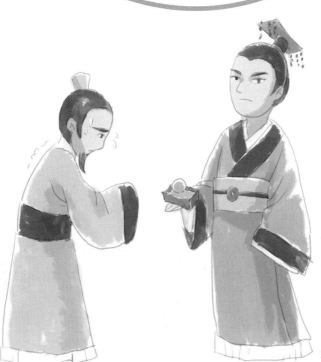

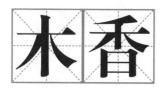

木香

mù xiāng

【来源】菊科植物木香*Aucklandia lappa* Decne. 的干燥根。

【性味】辛、苦，温。

【归经】归脾、胃、大肠、三焦、胆经。

【功效】行气止痛，健脾消食。

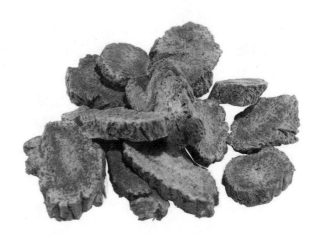

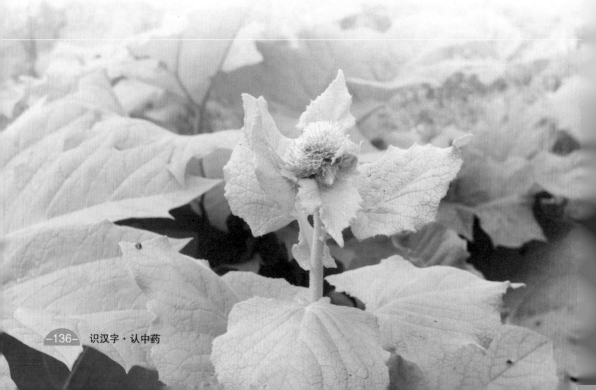

洗砚池旁长木香

清代光绪年间，山西道监察御使李慈铭因夜感风寒而全身不适，肠鸣腹泻。第二天，请城中名医前来诊治，医生问明病情后，笑捋白须，自药箱中取出一瓶药丸，令李以浓米汤饮下20粒。过了一会儿，李慈铭的腹泻就止住了。两天后，李慈铭的病即痊愈。李慈铭问医生所用何药，医生回答说："此药就在大人洗砚池旁。这种花木的根有清香气，故名'木香'，可行气止痛、实肠止泻。用其根与黄连做成药丸，即大人所服之药。"李慈铭乃光绪进士、著名文学家，听后大为欣喜，随即做诗一首："细剪冰蘪屑麝台，双含风露落琼瑰。分明洗砚匀笺侧，长见笼香翠袖来。"

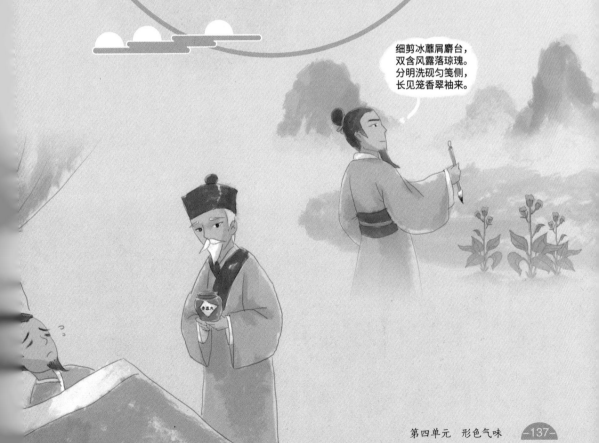

细剪冰蘪屑麝台，
双含风露落琼瑰。
分明洗砚匀笺侧，
长见笼香翠袖来。

小茴香

xiǎo huí xiāng

Fennel

【来源】伞形科植物茴香*Foeniculum vulgare* Mill. 的干燥成熟果实。

【性味】辛，温。

【归经】归肝、肾、脾、胃经。

【功效】散寒止痛，理气和胃。

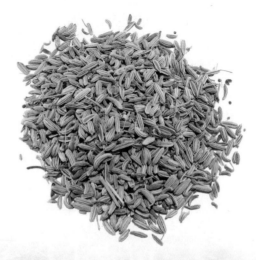

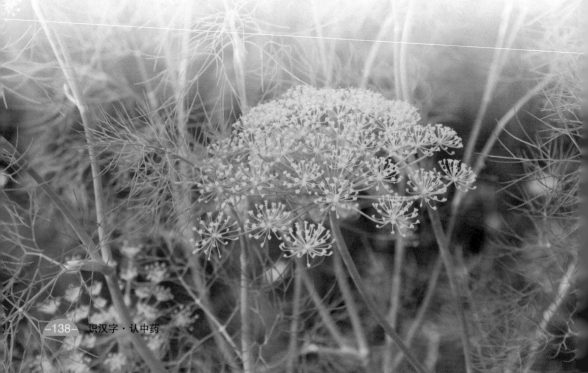

小茴香巧治疝气痛

清朝末年，俄罗斯富商米哈伊洛夫乘船游览杭州西湖。正当他尽情欣赏秀丽风光之时，突然疝气发作，痛得他捧腹大叫，随行的俄罗斯医生束手无策，幸好船夫向他推荐了一位老中医。老中医用中药小茴香一两，研成粗末，让米哈伊洛夫用二两浙江绍兴黄酒送服，大约过了一炷香，他的疝痛竟奇迹般地减轻，并很快消失。得知自己的疼痛是被可作香料的小茴香治好，米哈伊洛夫大呼神奇，此事一时也被传为佳话。

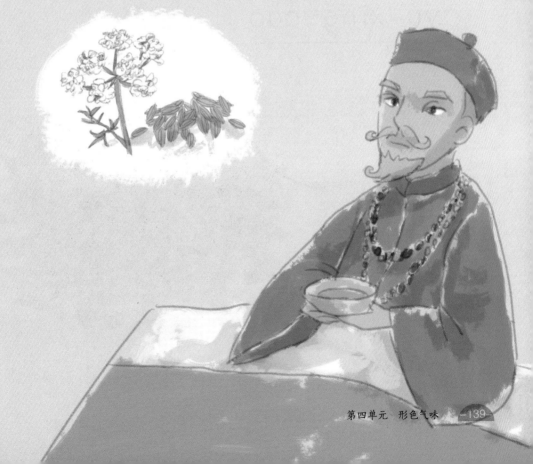

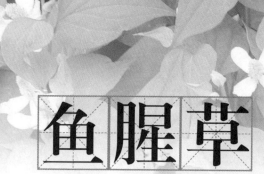

鱼腥草

yú xīng cǎo

Heartleaf Houttuynia Herb

【来源】三白草科植物蕺菜 *Houttuynia cordata* Thunb. 的新鲜全草或干燥地上部分。

【性味】辛，微寒。

【归经】归肺经。

【功效】清热解毒，消痈排脓，利尿通淋。

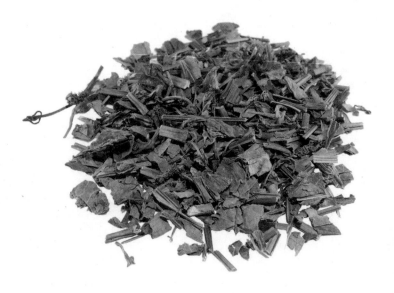

鱼腥草善治肺痈

金代著名医家刘完素年逾花甲仍上山采药，不料淋雨得了肺痈，先后服用多付方剂均无效。易州名医张洁古听说后便前往探视，并送去一种草药。刘完素睁眼一瞥，心想："这三白草用它清热利水尚可，怎能治肺痈?"张洁古见他有顾虑，就说："此药多人试过，甚灵，请先生试服吧。"煎汤后，刘完素见这药汤色淡红、气味香，方知此药不是"三白草"，于是把汤液服下。连服三天，咳嗽陡失，脓痰大减，病情好转。刘完素病愈后，前往张洁古家中道谢并请教。张洁古从药筐中取出一束新鲜草药，稍揉搓，顿时屋中充满鱼腥味，他说："此乃蕺菜，俗称鱼腥草，能清热解毒，祛痰止咳，消痈排脓。采后阴干，便无鱼腥气，上次送先生者乃阴干之品。"

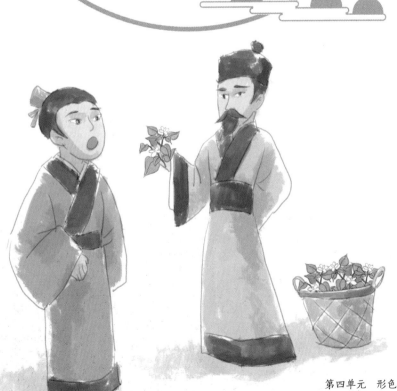

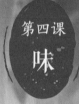

甘草

gān cǎo

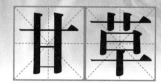

Liquorice Root

【来源】豆科植物甘草*Glycyrrhiza uralensis* Fisch.、胀果甘草*Glycyrrhiza inflata* Bat. 或光果甘草*Glycyrrhiza glabra* L. 的干燥根和根茎。

【性味】甘，平。

【归经】归心、肺、脾、胃经。

【功效】补脾益气，清热解毒，祛痰止咳，缓急止痛，调和诸药。

郎中妇人开干草

从前，有个山村郎中外出治病未归，家里又来了很多人求医。郎中妻子见这么多人等丈夫，而丈夫一时回不来，便暗自琢磨：不就是那些草药嘛，我何不替他包点草药给求医的人呢？她想起家里有一个干草垛，就学郎中一样切成片，包好发给来看病的人，说是医生留给他们的，让他们拿回去煎水喝。那些早就等得着急的病人们一听都很高兴，每人拿了一包药离去。几天后，有几人拎着礼物来答谢郎中。郎中愣住了，不知怎么回事，妻子如实告知，郎中询问病人情况，有的咳嗽多痰，有的咽喉疼痛，有的中毒肿胀……如今，他们吃了"干草"后，病全好了。从此，郎中就把这意外发现的"干草"当药使用，沿用至今。因其口感甘甜，就命名为"甘草"。

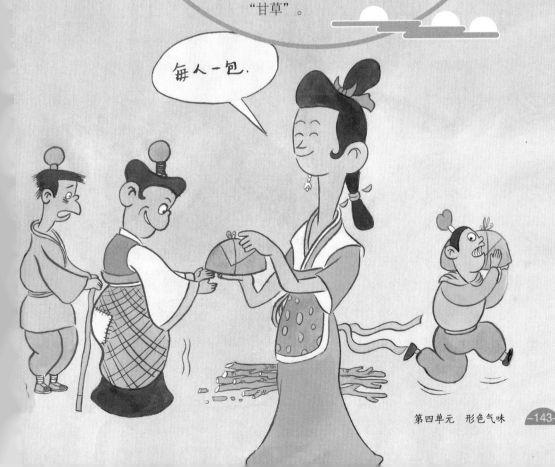

每人一包.

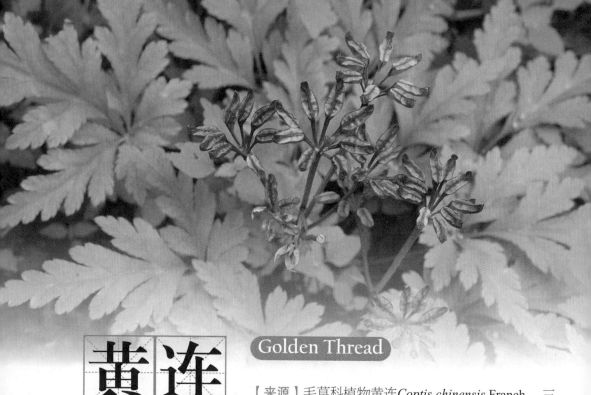

黄连

huáng lián

Golden Thread

Golden Thread

【来源】毛茛科植物黄连Coptis chinensis Franch.、三角叶黄连Coptis deltoidea C. Y. Cheng et Hsiao或云连 Coptisteeta Wall. 的干燥根茎。

【性味】苦，寒。

【归经】归心、脾、胃、肝、胆、大肠经。

【功效】清热燥湿，泻火解毒。

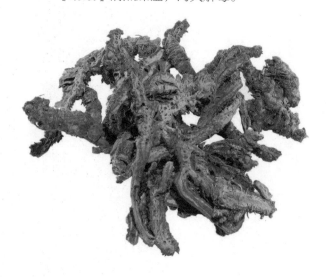

黄连止消渴

有个程序员，常熬夜，还经常口渴，喝水也不解渴。后来小便后还流出白色浓稠液体。他找到医生治疗。医生说，你这是消渴病，并向程序员解释说，熬夜伤的是肾，长期熬夜，加班加点，过用心脑，便会让心火亢盛，炼液成黏稠。白天已经用心不止，晚上应该休休心，熄熄火。如果还熬夜加班，犹如添柴加火，体内津液很快就被炼得黏稠，不光尿液黏稠，血液黏度也会偏高。程序员听了连连点头。随后医生让他连服七天酒蒸黄连丸，降火行水，果然，七天后消渴解除，尿液也变清稀了。

黄连味极苦，从而衍生出许多与黄连的苦相关的歇后语。

哑巴吃黄连——有苦难言

半夜吃黄连——暗中叫苦

黄连水洗头——苦恼（脑）

蛀虫咬黄连——自讨苦吃

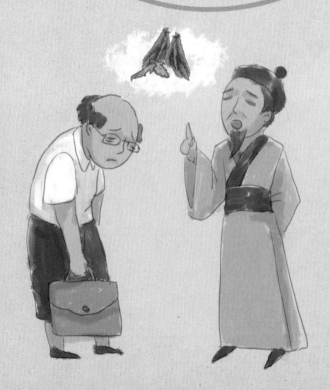

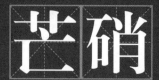

芒硝

máng xiāo

【来源】硫酸盐类矿物芒硝族芒硝，经加工精制而成的结晶体。主含含水硫酸钠（$Na_2SO_4 \cdot 10H_2O$）。

【性味】咸、苦，寒。

【归经】归胃、大肠经。

【功效】泻下通便，润燥软坚，清火消肿。

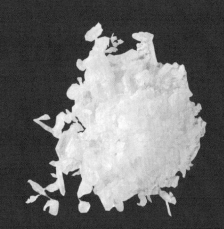

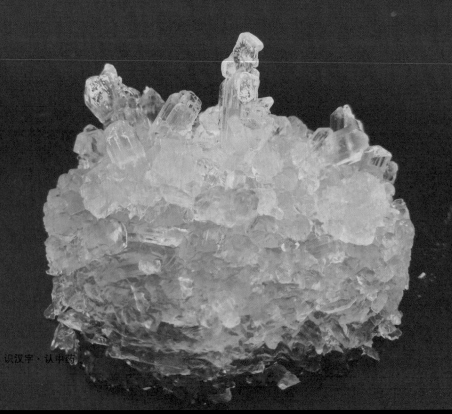

喉科圣药西瓜霜

芒硝因含有钠离子而有咸味。芒硝与葫芦科植物西瓜的成熟果实一同加工可制成白色结晶粉末西瓜霜。西瓜清热解暑，芒硝清热泻火，西瓜霜为两药合制，性味增强，增强清热泻火之功，药物也更加纯净。对于喉咙干燥肿痛、声音嘶哑等咽喉疾病，有明显的疗效，被尊为"喉科圣药"。西瓜霜属于渗析制霜法，是传统炮制工艺，通过制霜可制造新药、扩大用药品种。

材料：西瓜1个，西瓜与芒硝重量比为20:3。

做法：取新鲜西瓜，沿蒂头切一厚片作顶盖，挖去瓜瓤及种子，将芒硝填入瓜内，盖上顶盖，用竹签插牢，置阴凉通风处，待析出白霜时，随时刷下，直至无白霜析出为度。

使用方法：外用，用量0.5～1.5克，研磨吹敷患处。

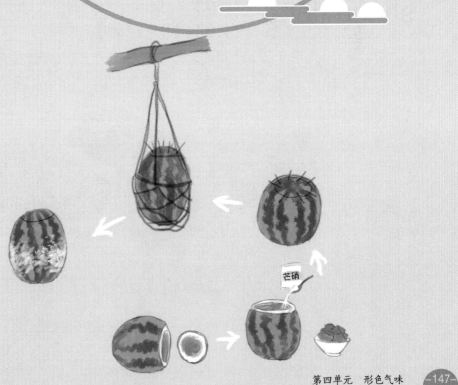

芒硝

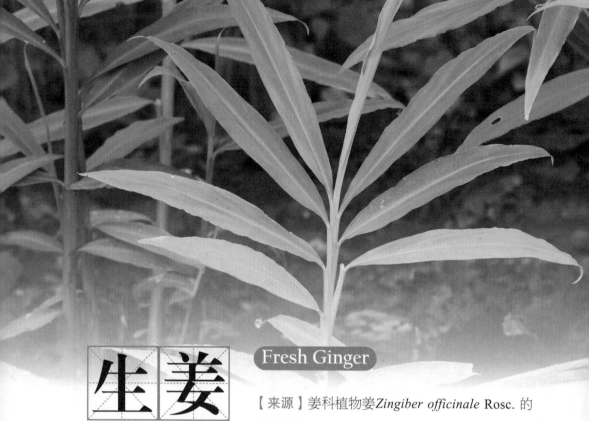

生姜

shēng jiāng

Fresh Ginger

【来源】姜科植物姜*Zingiber officinale* Rosc. 的新鲜根茎。

【性味】辛，微温。

【归经】归肺、脾、胃经。

【功效】解表散寒，温中止呕，化痰止咳，解鱼蟹毒。

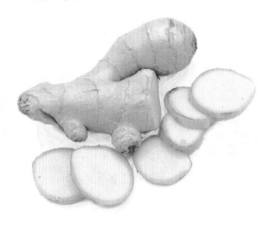

早上三片姜，赛过喝参汤

　　苏轼任杭州太守时，有一天，去净慈寺游玩，拜见寺内主持。主持年过八十，鹤发童颜，精神矍铄，面色红润，双目有神。苏轼感到十分惊奇，问主持用何妙方求得如此长寿。主持微笑着说："老衲每日用带皮的嫩姜切片，温开水送服，已食四十余年矣。"故而，民间会有"早上三片姜，赛过喝参汤"的说法。

　　辛辣的生姜常用于日常保健。正如谚语所说：

　　冬吃萝卜夏吃姜，不劳医生开药方。

　　三片生姜一根葱，不怕感冒和伤风。

连皮嫩姜切片，温开水送服，已食四十余年矣。

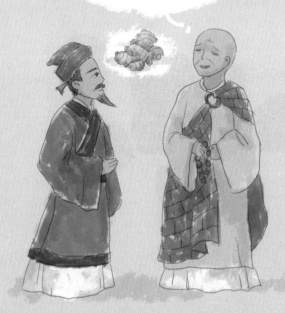

姜枣茶

材料：生姜6克，大枣3颗。

做法：洗净的生姜切片、大枣撕开，放入瓷杯内，以沸水冲泡，盖上盖温浸5分钟，趁热服用。可治疗感冒风寒初起，发热、头痛、体痛、无汗、食欲不振和恶心等症。尤其适宜夏季常吹空调的人饮用。

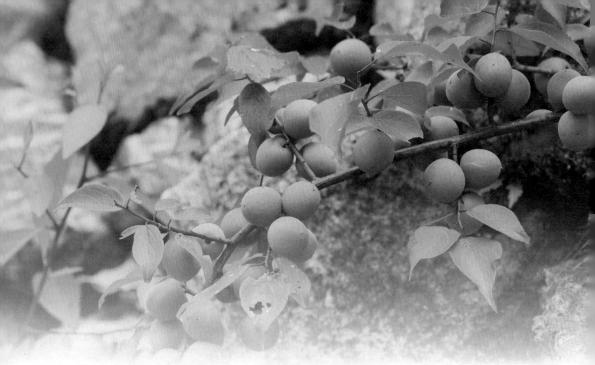

乌梅

wū méi

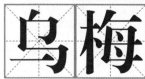

Smoked Plum

【来源】蔷薇科植物梅*Prunus mume* (Sieb.) Sieb. et Zucc. 的干燥近成熟果实。

【性味】酸、涩，平。

【归经】归肝、脾、肺、大肠经。

【功效】敛肺，涩肠，生津，安蛔。

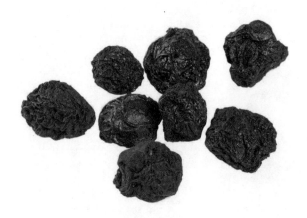

望梅止渴

东汉末年，曹操亲率部队远征。时值盛夏，荒原百里，没有水源，许多士兵出现了严重的脱水、中暑等症状，行军速度明显减慢。曹操看到此番情景后，心生一计。他扬鞭策马跑到部队前面，告诉士兵，这条路他走过，绕过前面的山丘就有一大片梅林，有吃不完的梅子。士兵们一听到梅子，想起梅子那酸甜的味道，口中不由自主流出了口水。于是，士兵们精神大振，立即加快了行军速度，最后顺利赶到目的地。

望梅止渴后用于比喻愿望无法实现，用空想安慰自己。

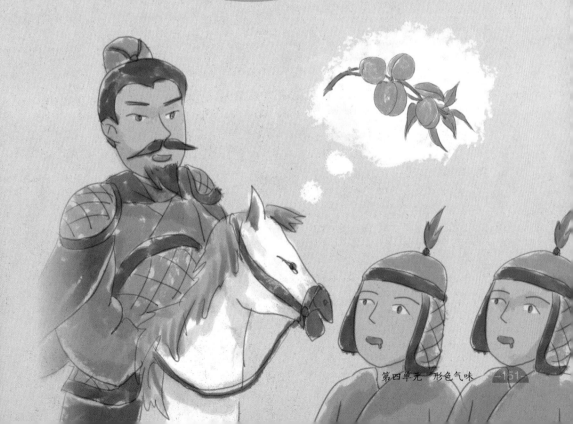

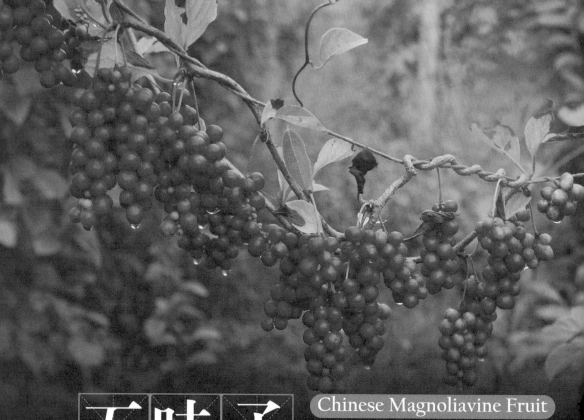

五味子

wǔ wèi zǐ

Chinese Magnoliavine Fruit

【来源】木兰科植物五味子 *Schisandra chinensis* (Turcz.) Baill. 的干燥成熟果实。习称"北五味子"。

【性味】酸、甘，温。

【归经】归肺、心、肾经。

【功效】收敛固涩，益气生津，补肾宁心。

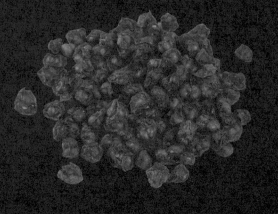

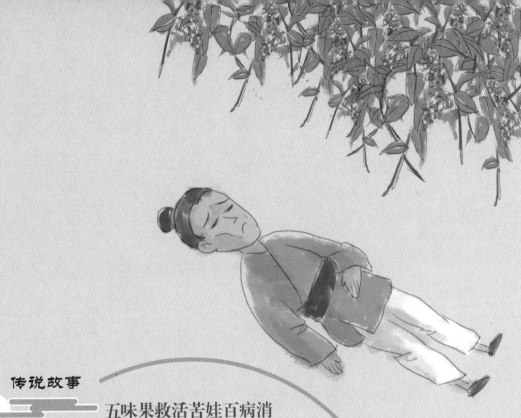

五味果救活苦娃百病消

　　很早以前，长白山脚下一个村庄有个叫苦娃的青年，自幼父母双亡，靠给刁员外放牛做杂活度日。刁员外经常虐待苦娃，几年下来，苦娃骨瘦如柴，一身疾病。一天，刁员外看到苦娃病得很重，便派人把他扔到村外的野树林里。气息奄奄的苦娃昏死过去。等苦娃醒来，见周围有一株株小树，一串串红果子挂满枝条。苦娃正饿得难受，随手摘了一串塞进嘴里，皮肉甘、酸，核中辛、苦，还有咸味，可谓五味俱全。他越吃越想吃，一气儿吃了半个多时辰，顿感精神焕发，气顺心畅。一连几天吃下来，一身的疾病疼痛竟然痊愈了。从此，人们不管患了什么病，就会去寻些五味果来吃。因这种果子具有酸、甜、苦、辣、咸五种味道，人们就将它取名为"五味子"。

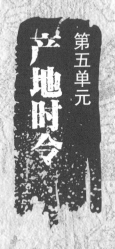

第五单元

产地时令

　　中药绝大部分来自于天然植物，因植物的生长离不开特定的地理环境和生长历程，天南海北、异国他乡、寒暑冬夏皆影响药物的质量和疗效。"凡诸草木昆虫，产之有地；根叶花实，采之有时。失其地则性味少异，失其时则性味不全。"中药的采收也遵循时令节气，"早则药势未成，晚则盛时已歇"，故中药的采收必须在适当季节采集。本单元所述中药名主要依据其生长环境、产地、采收季节为命名原则。

灵芝

líng zhī

Glossy Ganoderma

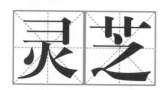

【来源】多孔菌科真菌赤芝*Ganoderma lucidum* (Leyss.exFr.) Karst. 或紫芝*Ganoderma sinense* Zhao，Xu et Zhang 的干燥子实体。

【性味】甘，平。

【归经】归心、肺、肝、肾经。

【功效】补气安神，止咳平喘。

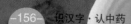

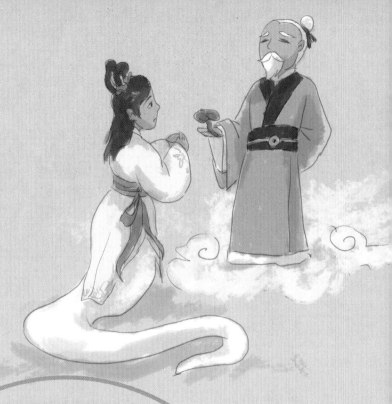

白娘子盗仙草

　　传说，白素贞是修炼千年的蛇妖，为了报答书生许仙前世的救命之恩，化为人形来到凡间，并嫁与许仙，过上了幸福的生活。端午佳节，白素贞误喝雄黄酒现出原形，许仙由于惊吓而昏死过去。白素贞为了救丈夫，不顾怀有身孕，跋山涉水，潜入昆仑山盗仙草，结果遭遇守仙草的鹤鹿二仙阻拦。就在白娘子要败下阵来之时，红颜鹤发、笑容可掬的南极仙翁，手中拿着"仙草"飘然而至，拦住鹤鹿二仙，并对白娘子说："这仙草是昆仑山之宝，名唤灵芝。感念你不畏艰辛一片赤忱，就送与你去救夫婿吧。"许仙服用灵芝仙草后获救。

　　灵芝又称木灵芝，夏秋季节长在林中树的木桩旁，或木头、立木、倒木上。

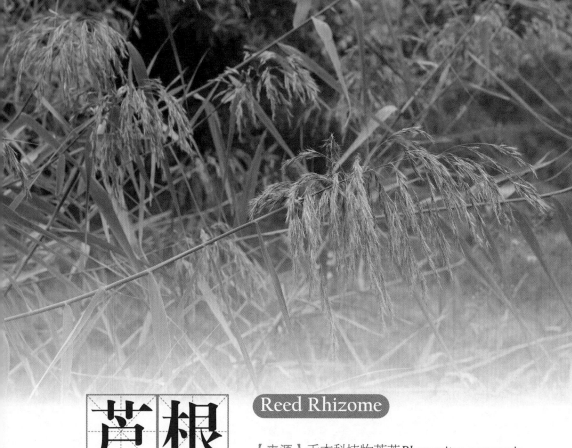

芦根

lú gēn

Reed Rhizome

【来源】禾本科植物芦苇*Phragmites communis* Trin. 的新鲜或干燥根茎。

【性味】甘，寒。

【归经】归肺、胃经。

【功效】清热泻火，生津止渴，除烦，止呕，利尿。

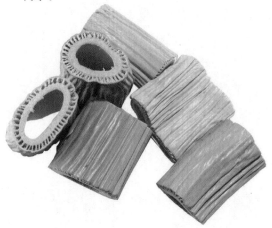

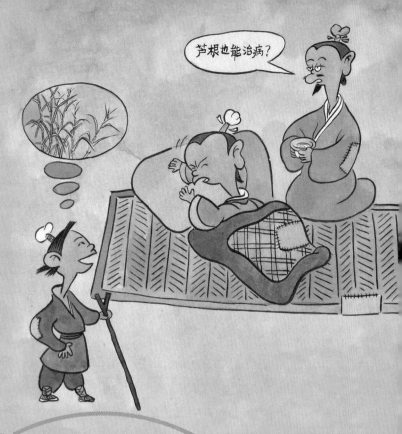

不花钱的退热药
——芦根

　　江南有个山区，只有一家药铺，不管谁生了病都得到这里买药，价钱贵得离谱。有家穷人的孩子发高烧，药铺老板说退热需吃羚羊角，而五分羚羊角就要十两银子。穷人没钱买，只有回家守着孩子哭。这时，门外来了个叫花子，听说这事后便说："退热不一定非羚羊角不可，你到塘边挖些芦根回来吃，不花一个钱也能治病。"穷人急忙到水塘边上，挖了一些鲜芦根，回家煎了汤给孩子灌下去，孩子果然退了热。从此，人们发高烧时就再也用不着去求那家药铺了，芦根成了一味不花钱的中药。

　　芦根是湿地环境中生长的主要植物之一，多生长于池沼、河岸、溪边浅水地区。

肉苁蓉

ròu cōng róng

Desertliving Cistanche

【来源】列当科植物肉苁蓉*Cistanche deserticola* Y.C.Ma或管花肉苁蓉*Cistanche tubulosa* (Schenk) Wight的干燥带鳞叶的肉质茎。

【性味】甘、咸，温。

【归经】归肾、大肠经。

【功效】补肾阳，益精血，润肠通便。

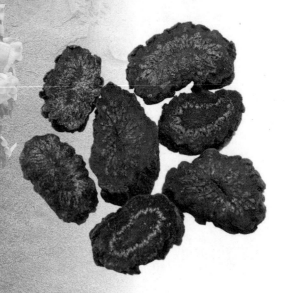

沙漠人参——肉苁蓉

金明昌元年，铁木真领导的蒙古乞颜部不断壮大，札木合非常嫉恨，联合其他部落共三万人进攻铁木真，铁木真随即应战。经过惨烈的争战，铁木真失利，退避于斡难河上源的狭地。沙地草稀，梭梭成林。铁木真的残兵缺衣少食，筋疲力乏，士气低落。如果得不到及时的补给，札木合再乘虚杀来，恐遭灭顶之灾。千钧一发之际，只见铁木真的坐骑一跃而起，仰天长啸，后蹄在梭梭树丛中奋力猛刨，从梭梭树的根部刨出了一个又一个肥厚多汁的"肉苁蓉"。将士们饥渴难耐，纷纷以此充饥。神奇的是，士兵吃下肉苁蓉，不但不饥不渴了，而且精神抖擞，士气大增。铁木真认为这是天神相助，于是集结将士，最终成功冲出重围。

肉苁蓉生长在荒漠地带，寄生在藜科植物梭梭、白梭梭等植物的根上，被称之为"沙漠人参"。

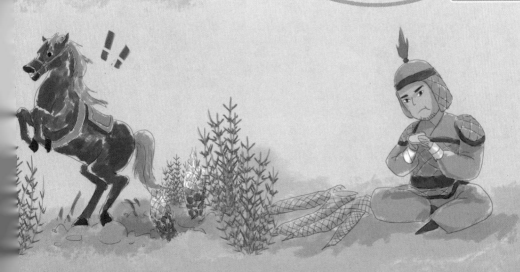

天山雪莲

tiān shān xuě lián

Snow Lotus Herb

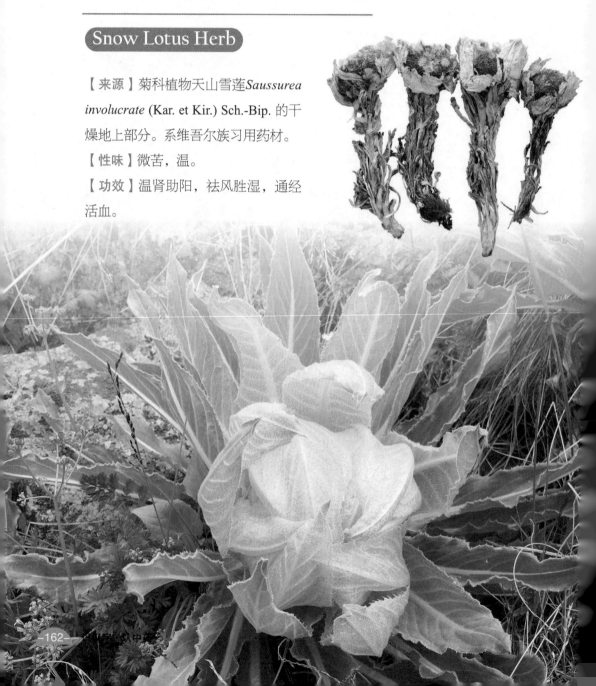

【来源】菊科植物天山雪莲*Saussurea involucrate* (Kar. et Kir.) Sch.-Bip. 的干燥地上部分。系维吾尔族习用药材。

【性味】微苦，温。

【功效】温肾助阳，祛风胜湿，通经活血。

小知识

天山雪莲花

　　哈萨克族人定居于天山山麓的极寒地带，常年与冰封悬崖为伴，过着风餐露宿的游牧生活。尽管他们饱受狂风暴雪侵扰，却很少有人患关节疼痛，并且都保持着强健的体魄。这与雪莲密切相关。因为哈萨克族人将雪莲视为吉祥如意的征兆，以圣洁之物相待。他们常冒生命危险攀摘雪莲，并且满怀虔诚地将其写入秘方服用，保佑后世子孙世代安康。他们称雪莲为"霍加雀普"，意为"百草之王""药中极品"。

　　雪莲主要生长在海拔3000米以上的高山积雪之中，形如荷花，亭亭可爱。

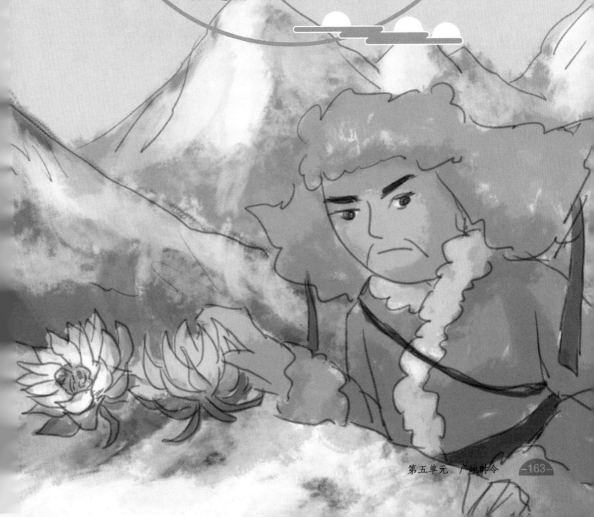

铁皮石斛

tiě pí shí hú

Dendrobium

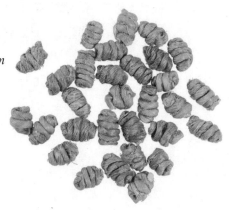

【来源】兰科植物铁皮石斛*Dendrobium officinale* Kimura et Migo的干燥茎。

【性味】甘，微寒。

【归经】归胃、肾经。

【功效】益胃生津，滋阴清热。

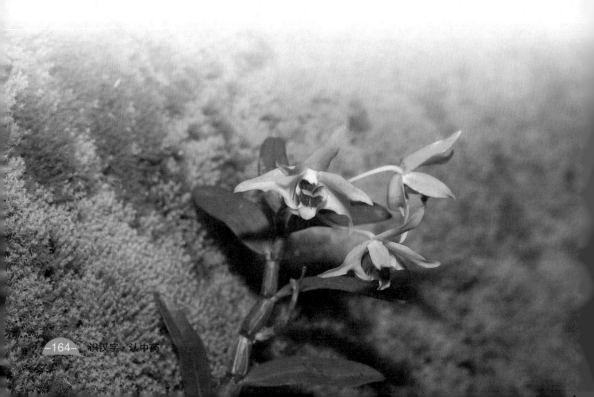

千叟宴赐石斛

乾隆皇帝25岁登基，在位六十年，是中国历史上执政时间最长、年寿最高的皇帝。宫廷御医养生方案很多，养生佳品也很多，而乾隆独爱用铁皮石斛，炖汤、泡酒、煮茶、大宴群臣，他必用铁皮石斛。乾隆对养生也有独到见解，认为："人，阴常不足，阳常有余；阴虚难治，阳虚易补。"所以，常用石斛滋阴养生。乾隆80岁寿辰时，在寿宁宫举办千叟宴，用石斛炖汤宴请2000多名百岁以上老人，并恩赐石斛希望他们更加长寿。

石斛主要生长在高山岩石或林中树干上，称为"石上精灵"。

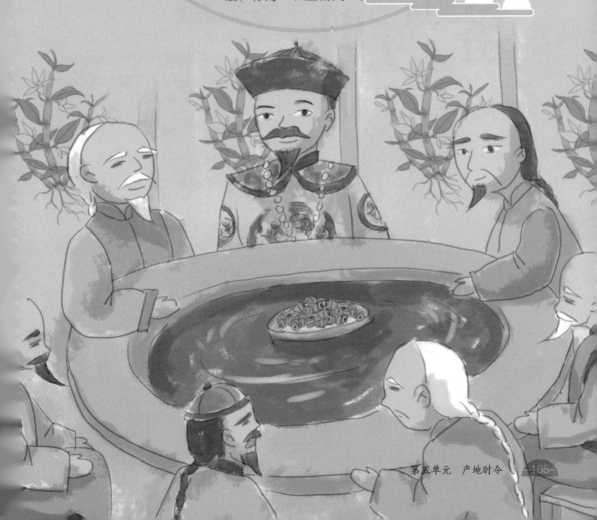

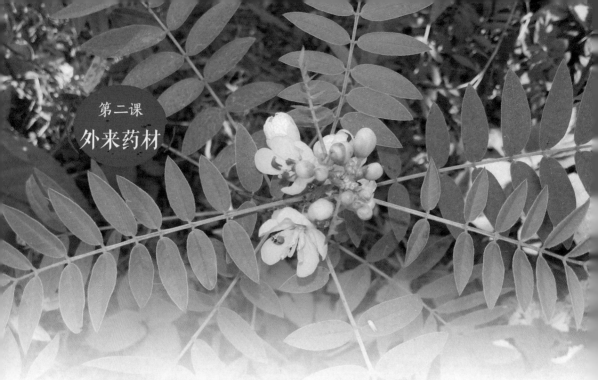

番泻叶

fān xiè yè

Senna Leaf

【来源】豆科植物狭叶番泻*Cassia angustifolia* Vahl或尖叶番泻*Cassia acutifolia* Delile的干燥小叶。

【性味】甘、苦，寒。

【归经】归大肠经。

【功效】泻热行滞，通便，利水。

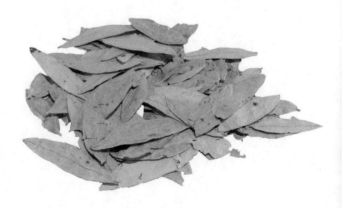

通便就用番泻叶

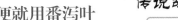

从前，东山下田三爷家的一头牛突然不吃不喝，日渐消瘦，且好多天不下牛粪，牛肚子越来越胀。田三爷很是着急，这天他碰见了放羊的陈爷爷。陈爷爷说："我放羊时发现后山有一些小树，凡是吃了那树上叶子的羊都会拉肚子，你去采些叶子回来让你家牛试试？"田三爷依照陈爷爷的指点来到后山，找到小树，采回些叶子给老牛吃。第二天那头牛果然拉出了一大堆干硬的牛粪。再经调理，老黄牛又有精神了，吃草、下地干活都来劲。此后，只要村子里人畜便秘，田三爷就摘那树上的叶子给人家泡水喝，居然都好了，原来那些灌木叶是具有泻下通便功效的"番泻叶"。

番泻叶原产于印度、埃及及苏丹等地，清代时引入中国药用，我国广东、海南、云南等地有栽培。

胡椒

hú jiāo

Pepper Fruit

【来源】胡椒科植物胡椒*Piper nigrum* L. 的干燥近成熟或成熟果实。

【性味】辛，热。

【归经】归胃、大肠经。

【功效】温中散寒，下气，消痰。

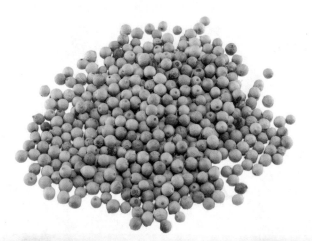

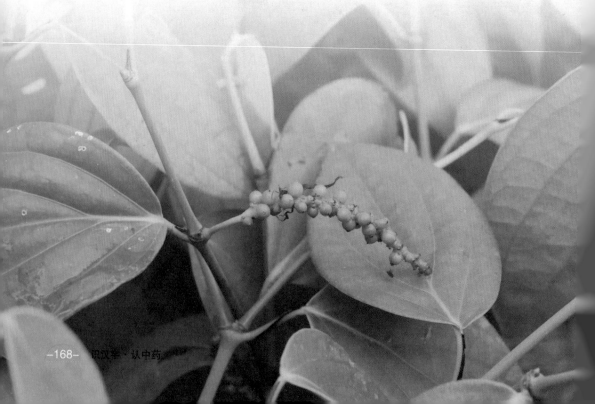

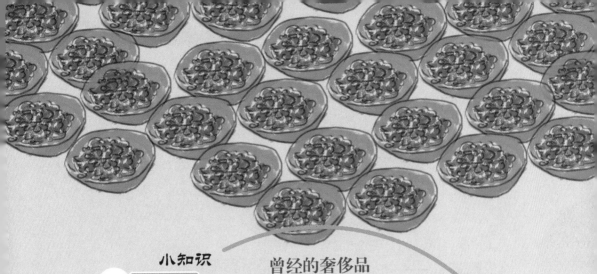

小知识

曾经的奢侈品
——胡椒

胡椒是一种原产于印度的热带香料，因受产地、运输距离的限制，胡椒一直价格高昂，又因其作为调味品辛辣而独特，备受大家喜爱，曾一度成为财富与地位的象征，有"黑色黄金""香料之王"的美称。

在欧洲，胡椒甚至一度按颗粒来卖。一粒胡椒基本等值于一枚佛罗林金币。有人用胡椒作为嫁妆，有人用胡椒购买土地和交税。如果卖的是胡椒粉末，称重时不仅要关紧门窗，屏住呼吸，买主还要一遍遍地检查秤上有没有作假。在中国，胡椒也曾价格高昂，唐代有位贪官叫元宰，他被抄家时，搜出了800石（dàn）胡椒，相当于现在的64吨，他囤积胡椒绝不是为了自己吃，而是要操纵胡椒贸易，从中获利。

如今胡椒已走入寻常百姓家，轻轻松松吃到当年奢侈品级别的胡椒，是否又多了些不同感受？

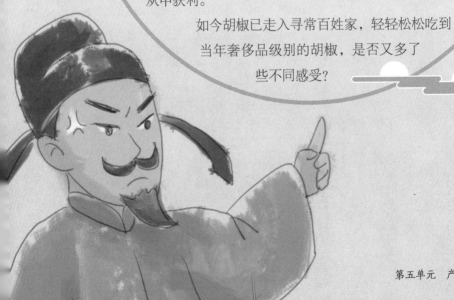

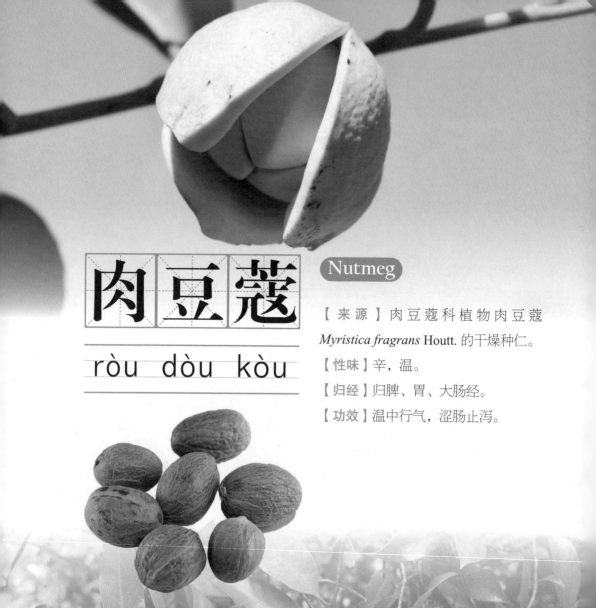

肉豆蔻

ròu dòu kòu

Nutmeg

【来源】肉豆蔻科植物肉豆蔻 *Myristica fragrans* Houtt. 的干燥种仁。

【性味】辛，温。

【归经】归脾、胃、大肠经。

【功效】温中行气，涩肠止泻。

香气迷人的肉豆蔻

　　肉豆蔻的原产地是印度尼西亚境内享有"香料群岛"美誉的马鲁古群岛，后逐渐移植加拉比海南段的格林纳达岛，被称为"肉豆蔻岛"，整个岛屿弥漫着肉豆蔻的香气。在欧洲，肉豆蔻被用作调味剂、药剂和防腐剂，并视其为珍宝，一磅肉豆蔻可以换回半头牛！约在8世纪传入我国后，有别名"玉果"，这个名字体现了肉豆蔻的不菲价值。

　　肉豆蔻散发着甘甜而迷人的浓郁香气，作为著名香料，无论国外国内，历经千年使用经久不衰。中餐烹饪中常用于肉类食品的煮、卤、炖多种菜式，西餐烹饪中，肉豆蔻粉常用于清汤、牛羊肉、鱼类等菜肴的增香，也是制作蛋糕、布丁、饼干等甜品的常用辅料。

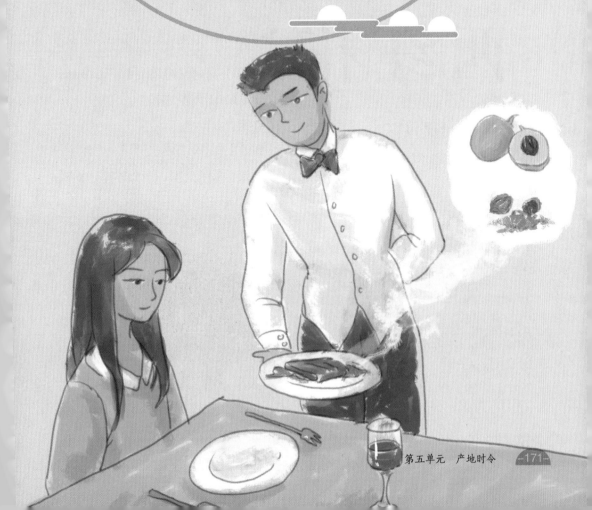

西红花

xī hóng huā

Saffron

【来源】鸢尾科植物番红花*Crocus sativus* L. 的干燥柱头。

【性味】甘，平。

【归经】归心、肝经。

【功效】活血化瘀，凉血解毒，解郁安神。

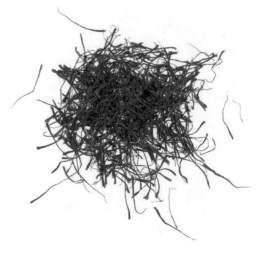

红色的金子
——西红花

西红花，又名藏红花，常常被误认为产于西藏。实际上，西红花主产于西班牙、伊朗等地，经西藏传入中国，因而有藏红花之名。西红花是鸢尾科植物番红花的干燥柱头。一朵花中只有三根纤细的柱头可用，500克干燥的西红花约采自8万朵花，所以西红花又被称为"红色的金子"。

西红花曾经还是三个世界之最：一是世界上最昂贵的香料，在古代的希腊和罗马，西红花作为香料被撒在会堂、宫廷、剧场和浴室；二是世界上最贵的天然食材，西班牙海鲜饭、马赛鱼汤都是用西红花制作的经典菜，西红花的浓重独特香气不仅可以辟腥，还同时为菜式添上金黄色泽；三是世界上最贵的植物药材，西红花传入中国后，作为活血药使用，以活血养血闻名天下。

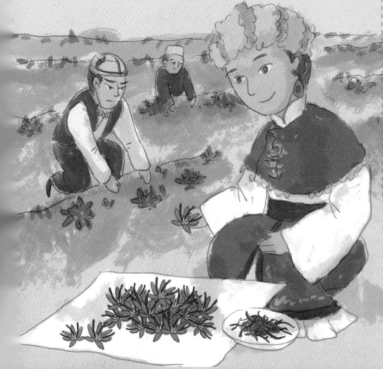

养生茶：红花饮

材料：西红花5~10根。

做法：取5~10根西红花，加入300~500毫升的开水，盖盖焖泡3~5分钟，温饮即可。

功效：美白祛斑，调理气血不足。

西洋参

xī yáng shēn

American Ginseng

【来源】五加科植物西洋参*Panax quinquefolium* L. 的干燥根。

【性味】甘、微苦，凉。

【归经】归心、肺、肾经。

【功效】补气养阴，清热生津。

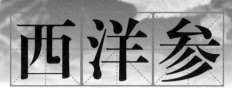

西洋参入华记

西洋参，原产于加拿大魁北克与美国威斯康辛，美国出产的西洋参又称为花旗参。

1708年，法国来华传教士杜德美奉皇帝康熙之命，到东北进行地图测绘考察时见到了人参。在他与欧洲传教会会长的信件中，介绍了人参，并推测在加拿大同纬度地带可能也生长着人参。1716年正在加拿大魁北克的传教士拉斐特听说后，在当地印第安人的帮助下，找到了形态与人参相似的植物，经鉴定与人参同属不同种。为与中国人参相区别，起名为"西洋参"。当时的中国市场人参正供不应求，法国人率先将其运到中国销售，获利甚厚，掀起了采挖西洋参的热潮，西洋参甚至被称为"绿色黄金"。西洋参传入中国后，最早的记载见于清乾隆二十二年（1757年）吴仪洛的《本草从新》，称之为"西洋人参"。

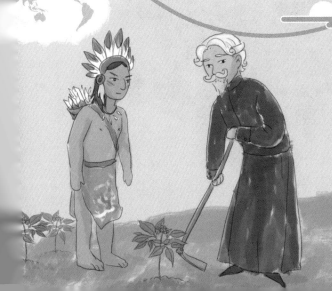

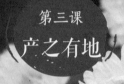

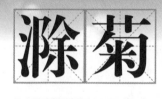

滁菊

chú jú

Chrysanthemum Flower

【来源】菊科植物菊*Chrysanthemum morifolium* Ramat. 的干燥头状花序。

【性味】甘、苦，微寒。

【归经】归肺、肝经。

【功效】散风清热，平肝明目，清热解毒。

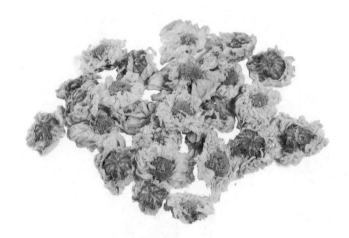

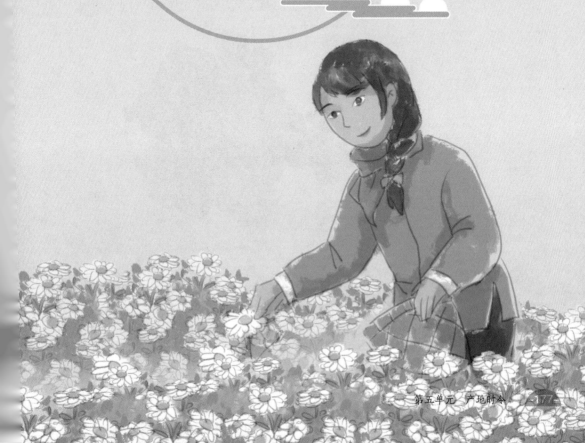

道地药材

金心玉瓣滁菊花

　　菊花依据产地主要分为滁菊、怀菊、亳菊、杭菊，称为"四大名菊"，其中滁菊名列榜首。滁菊主要产于安徽滁州，清朝光绪年间列为贡品，有"滁州贡菊"之称。每到开花季节，滁菊田里一片雪白，蝶绕蜂飞，朵朵白菊，花瓣挺秀，花蕊金黄，叶绿清秀，香气清雅，素有"金心玉瓣，翠蒂名香"之誉。

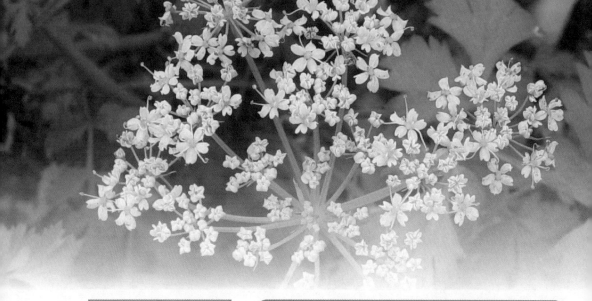

川芎

chuān xiōng

【来源】伞形科植物川芎*Ligusticum chuanxiong* Hort. 的干燥根茎。

【性味】辛，温。

【归经】归肝、胆、心包经。

【功效】活血行气，祛风止痛。

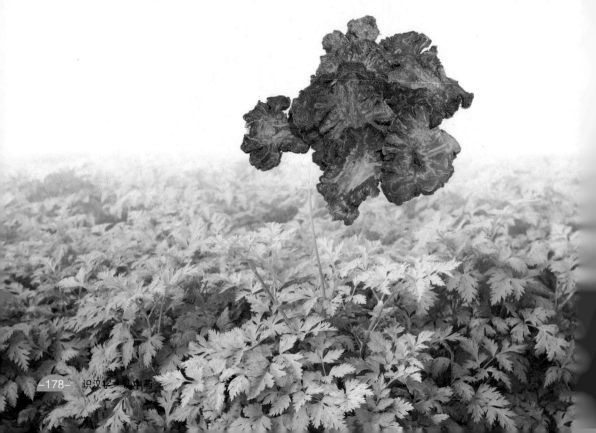

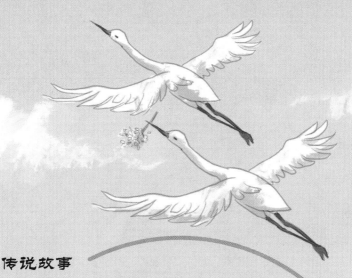

川西第一洞，良药降苍穹

传说，药王孙思邈带着徒弟到四川青城山采药，忽见一只白鹤头颈低垂，双脚颤抖，不断哀鸣，似是患了急病。第二天采药时，仍能听见病鹤的呻吟声。又隔一天，药王师徒再次到青城山，见白鹤已不再呻吟。抬头仰望，几只白鹤在空中翱翔，从嘴里掉下一朵小白花，还有几片叶子，落在病鹤附近。药王让徒弟捡起来保存好。几天过去，白鹤竟然完全康复。药王观察到，白鹤爱去的一个山洞外长着一片绿茵，花、叶都与白鹤嘴里掉下来的一样。药王猜测此草与白鹤的病愈有关。经使用发现，这种植物有活血通经、祛风止痛的作用。药王兴奋地吟道："青城天下幽，川西第一洞。仙鹤过往处，良药降苍穹。这药就叫川芎吧！"川芎由此而得名。

川芎，原名芎䓖，嫩苗曰蘼芜，自古以四川产者质量佳，故名川芎。

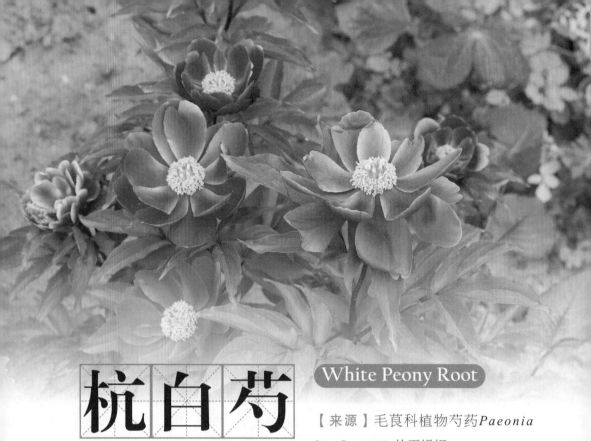

杭白芍

háng bái sháo

White Peony Root

【来源】毛茛科植物芍药*Paeonia lactiflora* Pall. 的干燥根。

【性味】苦、酸，微寒。

【归经】归肝、脾经。

【功效】养血调经，敛阴止汗，柔肝止痛，平抑肝阳。

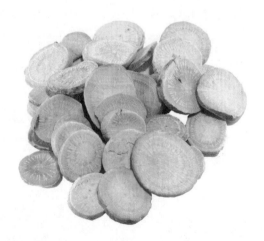

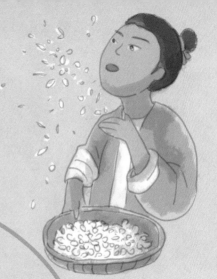

传统炮制工艺

白芍飞上天

  樟树市老药工丁社如是国家级非物质文化遗产项目中药材炮制技艺代表性传承人，其凭借樟帮传统中药炮制技艺，用铡刀将长一寸的白芍在3分钟内切制成薄如蝉翼的完整饮片360片，获得了"上海大世界吉尼斯纪录——手工切制中药饮片（1寸白芍）数量之最"。切制的白芍饮片"薄如纸，吹得起，断面齐，造型美"，被形象地称为"白芍飞上天"。

  白芍药材根据产地分为杭白芍、亳白芍、川白芍，其中杭白芍主要产自浙江东阳、磐安、缙云、永康、仙居、临安、安吉等地区。

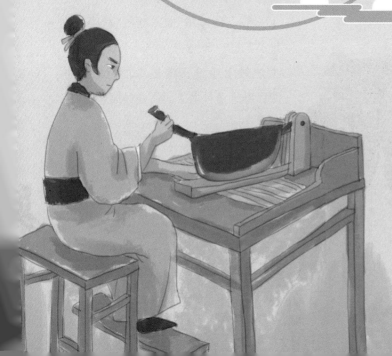

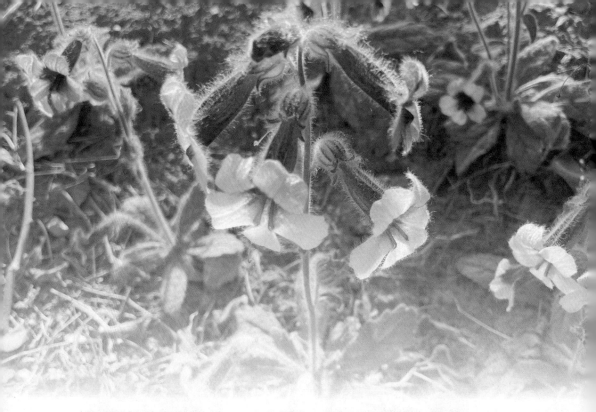

怀地黄

huái dì huáng

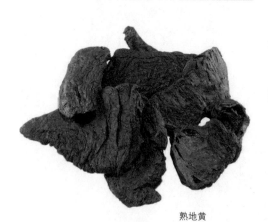

熟地黄

Rehmannia Root

【来源】玄参科植物地黄 *Rehmannia glutinosa* Libosch. 的新鲜或干燥块根。

【性味】生地黄甘，寒；熟地黄甘，微温。

【归经】生地黄归心、肝、肾经；熟地黄归肝、肾经。

【功效】生地黄清热凉血，养阴生津；熟地黄补血滋阴，益精填髓。

古法炮制

九蒸九晒熟地黄

　　九蒸九晒熟地黄始于药王孙思邈，其在《千金翼方》中有记载，炮制工艺极为独特，质量上乘，名传海内外。

　　将生地黄洗净，按照一定比例加入纯正的黄酒，搅拌均匀，封闭容器。当生地黄将黄酒吸尽，再进行加热、蒸制。用容器收集因蒸制而流出来的汁液，蒸至地黄发软发黑为度，取出晒一天；晒后的熟地黄再拌入收集的汁液和黄酒，再蒸一天，取出再晒一天，如此反复，蒸晒九次，直至地黄呈"黑如漆、亮如油、甜如蜜、香如怡"才能使用。

　　自古以来，古怀庆府（今河南武陟、温县、博爱、修武、沁阳等地）种植的地黄产量大、质量佳，是地黄的道地产区，并沿用至今，故名"怀地黄"。

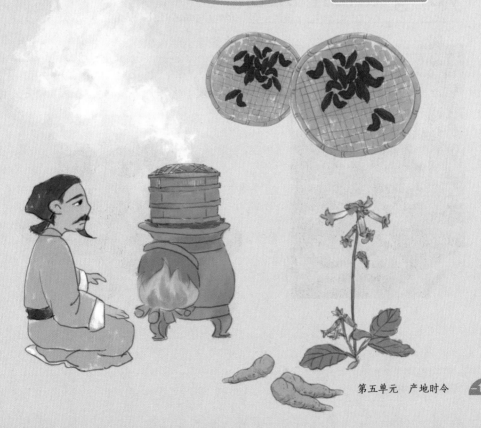

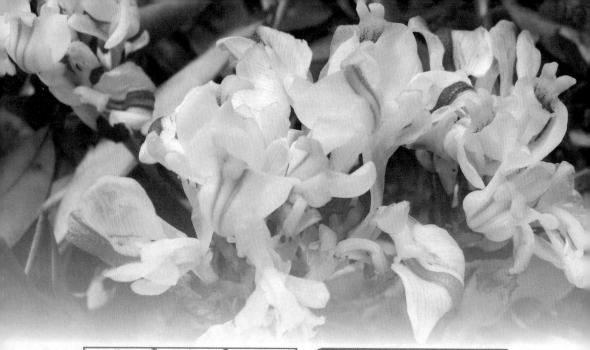

阳春砂

yáng chūn shā

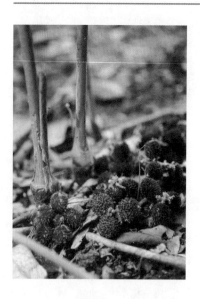

【来源】姜科植物阳春砂*Amomum villosum* Lour.、绿壳砂*Amomum villosum* Lour. var. *xanthioides* T. L. Wu et Senjen或海南砂*Amomum longiligulare* T. L. Wu的干燥成熟果实。

【性味】辛，温。

【归经】归脾、胃、肾经。

【功效】化湿开胃，温脾止泻，理气安胎。

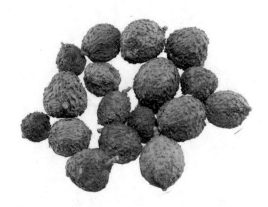

金花坑砂仁治牛瘟

　　传说很久以前，广东西部的阳春县发生了范围较广的牛瘟，全县境内方圆数百里的耕牛，一头一头地都病死了，唯有蟠龙金花坑附近一带村庄的耕牛没有发瘟，而且头头健强力壮。原来这儿生长了一种叶子有浓郁芳香、根部结果实的草，牛很喜欢吃。后来人们试着摘下几粒果实，放口中嚼，一股香、甜、酸、苦、辣的气味冲入了脾胃，感到十分舒畅。这种草既然可以治牛瘟，是否也能治人病？人们慢慢发现，一些因受风寒引起胃脘胀痛、不思饮食、连连呃逆的人吃了后，效果较好。后来人们又将这种草移植到房前屋后，进行栽培，久而久之成为一味常用中药。

　　阳春砂在阳春县生长的质量最佳，移栽到外地就逊色，这就是阳春砂的由来。自宋代本草记载，阳春砂主产于广东阳春一带，且栽培历史悠久，至20世纪70年代后阳春砂主产区逐渐扩大至广西、云南和福建等地。

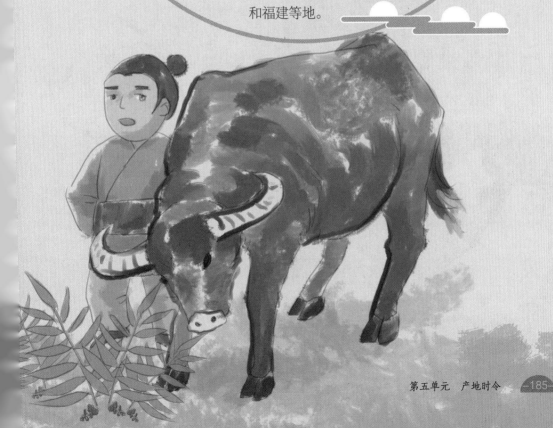

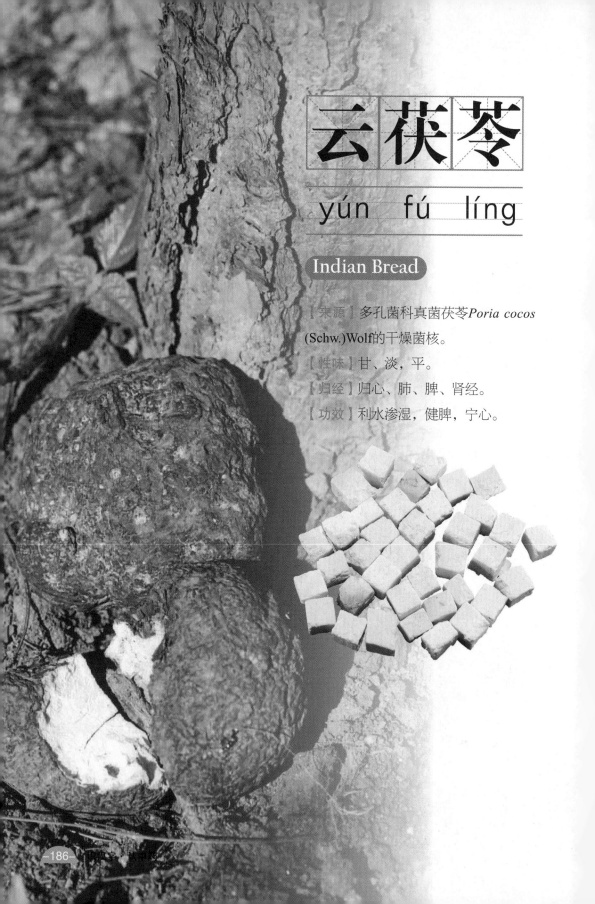

云茯苓

yún fú líng

Indian Bread

【来源】多孔菌科真菌茯苓 *Poria cocos*
(Schw.)Wolf的干燥菌核。

【性味】甘、淡，平。

【归经】归心、肺、脾、肾经。

【功效】利水渗湿，健脾，宁心。

美食

京味小吃——茯苓饼

相传，有一次慈禧太后得了病，不思饮食。御膳房绞尽脑汁，选了几味健脾开胃的中药，其中一味便是产于云贵一带的茯苓，其味甘性平，有益脾安神、利水渗湿的功效。厨师们将茯苓磨粉，以松仁、桃仁、桂花、蜜糖为主要原料，配以适量茯苓粉，再用上等淀粉摊烙成外皮，精工细作制成夹心薄饼。慈禧吃后，很满意，并常以此饼赏赐大臣。因此，茯苓饼更加身价百倍，成了当时宫廷中的名点。后来这种饼传入民间，成为京华风味小吃。

野生茯苓道地产区为云南，产于云南者色白而坚实，又简称为"云苓"。

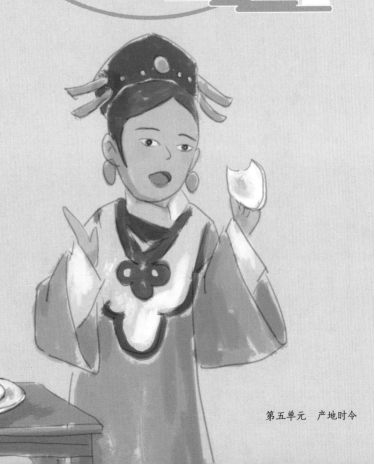

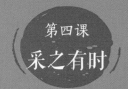

第四课
采之有时

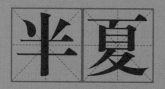

半夏

bàn xià

Pinellia Tuber

【来源】天南星科植物半夏*Pinellia ternata* (Thunb.) Breit. 的干燥块茎。

【性味】辛、温；有毒。

【归经】归脾、胃、肺经。

【功效】燥湿化痰，降逆止呕，消痞散结。

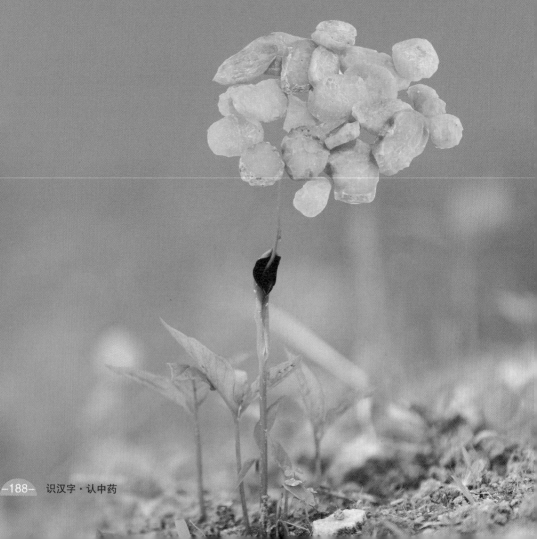

白霞姑娘找半夏

相传很久以前，有一位叫白霞的姑娘为生活所迫，常在田野里割草挖菜。有一次，她挖了一种植物的地下块茎，放在嘴里咀嚼，想拿它充饥。谁知吃下后竟吐了起来，她赶快嚼块生姜，不仅呕吐止住了，就连久治不愈的咳嗽也好了。于是，白霞就用这种药和生姜一块煮汤给乡亲们治咳嗽病，竟然屡治屡效。但这种植物块茎含浆液丰富，要清洗好多次才能使用。一天，白霞又在河边清洗这种药，不慎滑入河中丧命。当地百姓为了纪念她，就把这种药命名为"白霞"。后来，人们又发现白霞在夏秋季节采收，加上时间的推移，就逐渐把"白霞"写成"半夏"了。

《礼记·月令》记载："五月半夏生，盖当夏之半也，故名。"

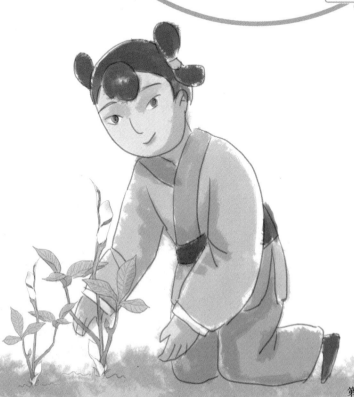

冬虫夏草

dōng chóng xià cǎo

Chinese Caterpillar Fungus

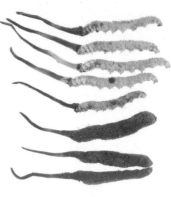

鲜虫草

【来源】麦角菌科真菌冬虫夏草菌*Cordyceps.
sinensis* (Berk.) Sacc. 寄生在蝙蝠蛾科昆虫幼
虫上的子座和幼虫尸体的干燥复合体。

【性味】甘，平。

【归经】归肺、肾经。

【功效】补肾益肺，止血化痰。

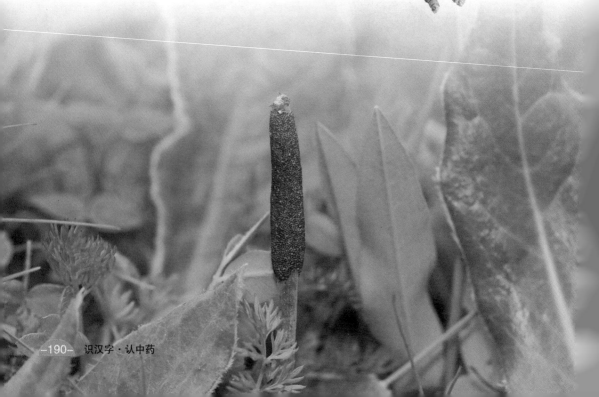

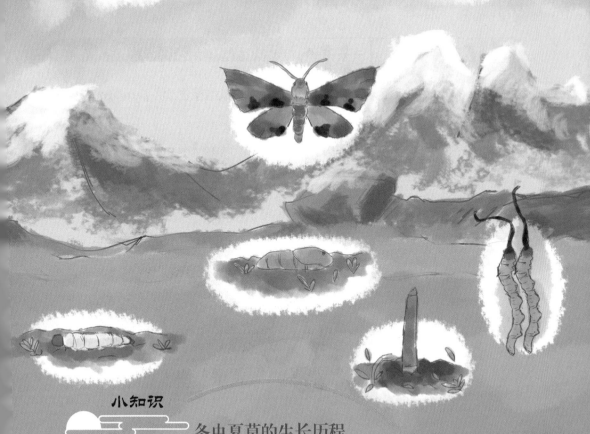

小知识

冬虫夏草的生长历程

　　冬季蝙蝠蛾的幼虫蛰居土里，形似蚕宝宝。这时，冬虫夏草菌的孢子感染幼虫，进入虫内，吸收其营养，萌发菌丝。感染的幼虫，逐渐蠕动到距地表2~3厘米的地方，头上尾下而死。幼虫虽死，真菌却靠体内的营养日渐生长，直至充满整个虫体。冬季低温干燥，虫形在土壤内保持不变可达数月之久，这就是"冬虫"。来年春末夏初温湿适宜时，菌丝体就会从冬虫的头部慢慢萌发，长出棒状的真菌子座并露出地面，如同虫子的头部长出一根小草，这就是"夏草"。中药冬虫夏草实际是麦角菌科真菌冬虫夏草菌寄生在蝙蝠蛾科昆虫幼虫上的子座及幼虫尸体的复合体。

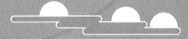

款冬花

kuǎn dōng huā

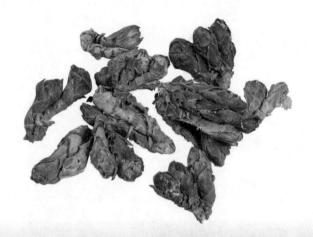

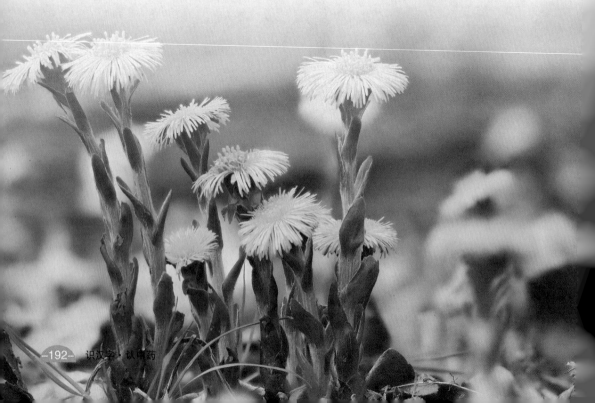

Common Coltsfoot Flower

【来源】菊科植物款冬 *Tussilago farfara* L. 的干燥花蕾。

【性味】辛、微苦，温。

【归经】归肺经。

【功效】润肺下气，止咳化痰。

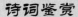

款冬赞

晋·郭璞

吹方不同，阳煦阴蒸。

款冬之生，擢颖坚冰。

物体所安，焉知涣凝。

【注】款冬，百草中惟有不顾冰雪最先春也！
款冬又名钻冻、颗冻，生于冰天雪地之中，
不畏严寒，独傲冰霜，因其至冬而生
花，故名。

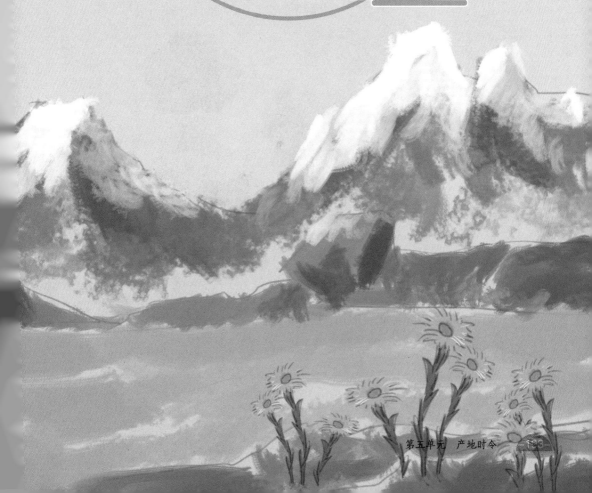

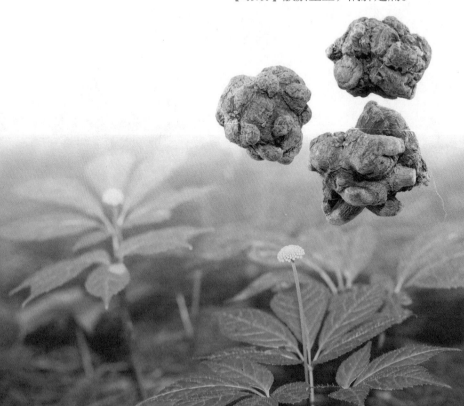

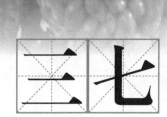

三七

sān qī

Sanchi

【来源】五加科植物三七*Panax notoginseng* (Burk.) F. H. Chen的干燥根和根茎。

【性味】甘、微苦，温。

【归经】归肝、胃经。

【功效】散瘀止血，消肿定痛。

三到七年采三七

　　相传，古时候有个叫张小二的小伙子得了出血症，一个姓田的郎中用一种药粉将他治愈了，他觉得很神奇，就讨了一些药材的种子种在自家地里。一年后，恰好知府大人的女儿得了和他一样的病，张小二就从地里挖出去年种的药材给小姐治病，可是结果不尽如人意，非但没有治好病，小姐还一命呜呼了。经过询问，张小二说出了药材的来龙去脉，郎中被押到公堂上。郎中了解实情后，解释这种药材一定要生长三到七年才有药效，张小二所用的药，仅长了一年，没有药性。他当场借来一把尖刀，在自己的大腿上划了一下，顿时血如泉涌，只见他不慌不忙地取出随身带的药末，内服外敷，即刻止血结痂，在场的人无不目瞪口呆。为了让后人记住这个惨痛教训，同时记住药的生长年限，人们便把这种草药的根，定名为"三七"。

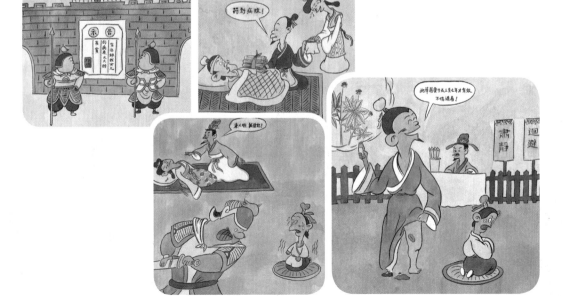

霜桑叶

shuāng sāng yè

Mulberry Leaf

【来源】桑科植物桑*Morus alba* L. 的干燥叶。

【性味】甘、苦，寒。

【归经】归肺、肝经。

【功效】疏散风热，清肺润燥，清肝明目。

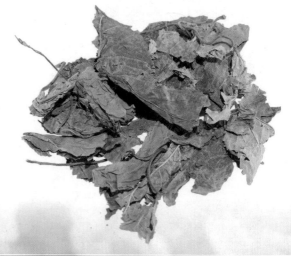

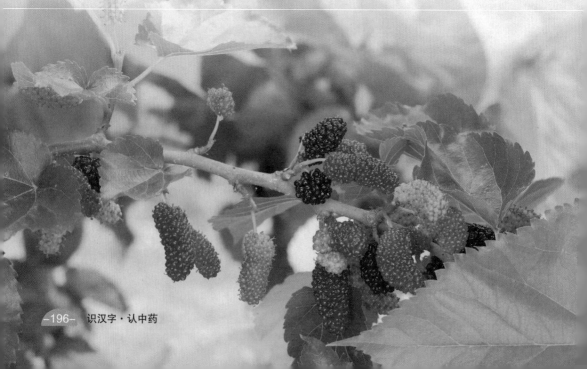

桑叶巧治头晕目眩

公元 8 世纪末，藏区名医宇妥·宁玛元丹贡布各处游学，广泛吸收前人的经验。其中途经贵州铜仁地区，由于处在藏区高原地带，再加上常年的奔波劳顿，突然头晕目眩。在将晕倒之际，庆幸路过一片桑树林，他大喜过望，直接把桑叶放到嘴里大口朵颐起来，头晕目眩马上缓解。宇妥·宁玛元丹贡布后来把这件事情记录在《四部医典》之中。

《四部医典》是宇妥·宁玛元丹贡布在广泛吸收前人经验的基础上，又经过 20 多年的临床实践而写成的著作，为藏医学的奠基之作，宇妥·宁玛元丹贡布也被尊为藏医学鼻祖。

霜桑叶，即经霜后采收的桑叶，又名神仙叶，中医学认为桑叶经霜打之后，气全力厚，可以增强清泄肺热、肝热的功效。

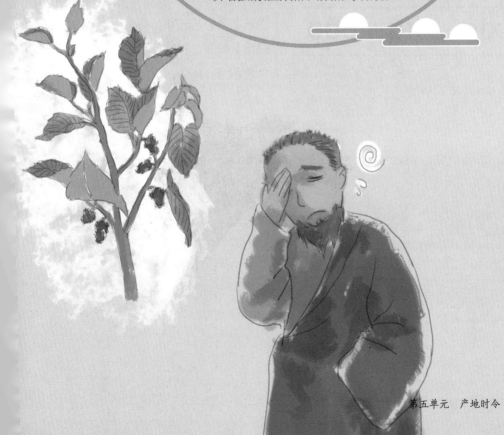

夏枯草

xià kū cǎo

Common Selfheal Fruit-Spike

【来源】唇形科植物夏枯草 *Prunella vulgaris* L. 的干燥果穗。

【性味】辛、苦，寒。

【归经】归肝、胆经。

【功效】清肝泻火，明目，散结消肿。

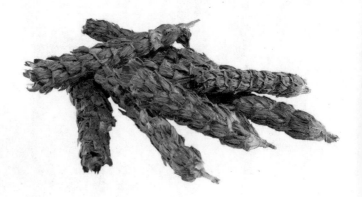

春末夏初夏枯草

　　从前有个秀才，他的母亲得了瘰疬病，不仅脖子肿还流脓水。恰逢村里来了个郎中，他在山上采了一种有紫色花穗儿的野草，让秀才煎汤给母亲喝，秀才母亲喝完药病就好了。郎中临走前郑重交代秀才："治好你母亲瘰疬病的草药，夏天一过，草就枯死，便采不到了。若要备用，需及时采集。"当时秀才听了这话漫不经心，不当回事。后来，县官的母亲也得了瘰疬病，秀才为邀功说自己能治。秀才上山去找药，但他寻遍了附近的山坡野地，却一棵药草也没有找到，为此被县官打了五十大板。

　　次年春末夏初，郎中又行医到这个村里，秀才就将自己所遭遇的事说给郎中，郎中听后说："我曾告诉你，这草夏天一过就会枯死的！"说完便领着秀才上山，这时可见满山遍野盛开着紫色花儿的药草。秀才这才恍然大悟，是自己采的时节不对。为了吸取教训，他就把这草药命名为"夏枯草"，以此提醒自己这种草药只在春末夏初才能采到。

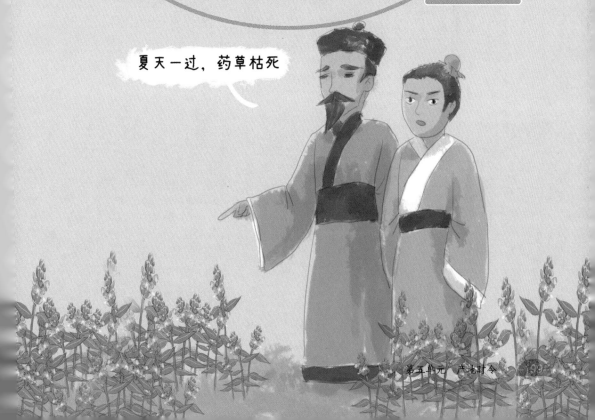

夏天一过，药草枯死

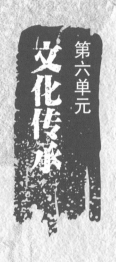

第六单元

文化传承

　　中医药学博大精深，中药与文化两相交融，每一味中药都蕴含着深厚的文化底蕴。有些中药用名带有传说色彩，以发现者或者最初使用者的名字作为药名，通过药名故事可了解其文化含义。有些中药由于其独特属性，不仅用于临床，还在日常生活中有着多样的用途，延伸出了悠久的文化传统与文化技艺，如用毛茸茸的辛夷可制作栩栩如生的手工艺品毛猴；用质地柔和、色泽洁白的通草可做千姿百态的通草花，古代常用于宫廷室内装饰和制作宫女佩戴的头花，十分富有中国传统文化特色。

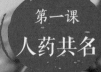

杜仲

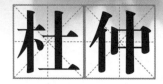
dù zhòng

Eucommia Bark

【来源】杜仲科植物杜仲*Eucommia ulmoides* Oliv. 的干燥树皮。

【性味】甘，温。

【归经】归肝、肾经。

【功效】补肝肾，强筋骨，安胎。

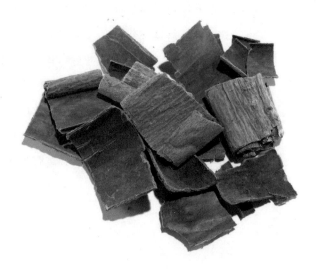

杜仲为民寻药而献身

从前在洞庭湖畔有一群纤夫，由于每天弯腰拉纤，日久都患上了腰膝疼痛病，其中一个名叫杜仲的青年纤夫为了解决这个问题，决定上山采药为自己及同伴治病。

采药途中遇到一位医者老翁，杜仲便向老翁求教。老翁感念他的善良，便给了他一块树皮，这块树皮在折断时可见密密的银白色橡胶丝。老翁告诉杜仲，这个树皮可以治疗腰膝疼痛，让他按照树皮的样子去山上找。杜仲便拿着这块树皮上山了。他一发现这种树皮，就拼命采剥，后来由于筋疲力尽，不慎掉入了洞庭湖中。

第二天人们在湖里发现了他的尸体，当时他仍紧紧抱着采剥下来的树皮。纤夫们吃了这些树皮后，身上的疼痛果然好了。

为了纪念杜仲，便把这种树皮命名为"杜仲"。

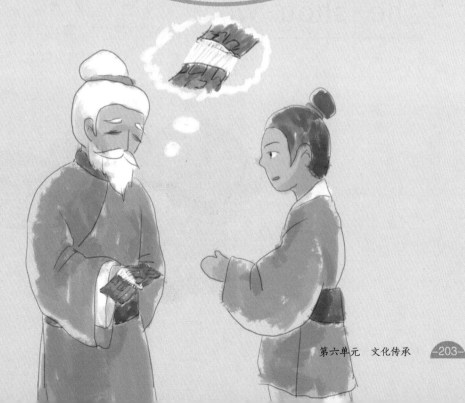

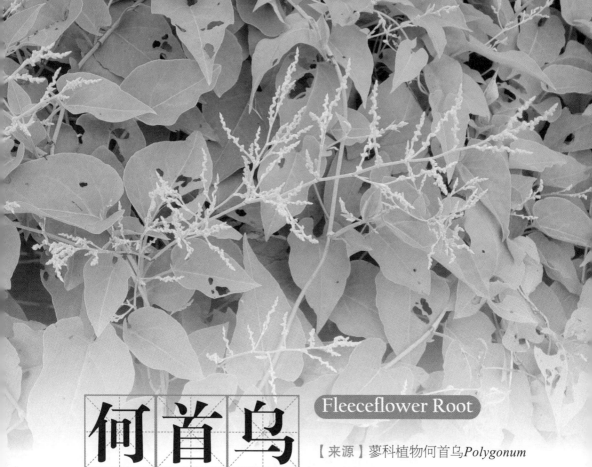

何首乌

hé shǒu wū

Fleeceflower Root

【来源】蓼科植物何首乌*Polygonum multiflorum* Thunb. 的干燥块根。

【性味】苦、甘、涩，微温。

【归经】归肝、心、肾经。

【功效】解毒，消痈，截疟，润肠通便。

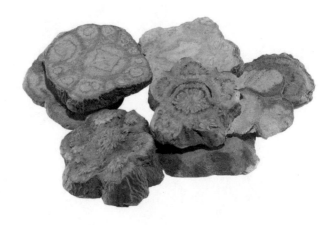

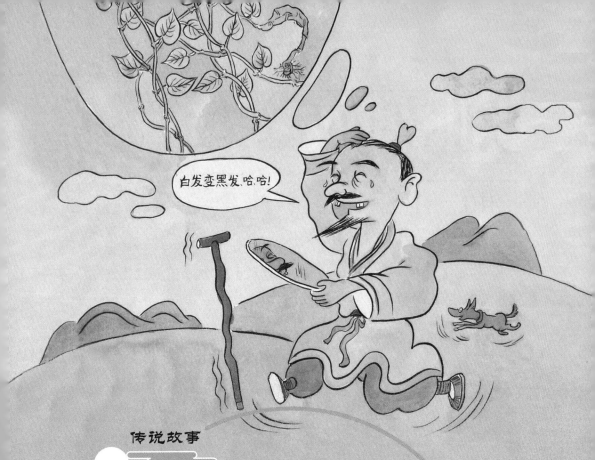

白发变黑发，哈哈！

何田遇藤返老还童

古时候，有一位名叫何田的人，自幼体弱多病，须发早白，虽然才五十多岁却已老态龙钟。有一天，何田在山上发现了一株藤本植物，枝蔓一会儿交缠在一起，一会儿又分开，周而复始。惊奇之余，他把这植物的块根挖回家，但没有人认识此物。有朋友告知，此物既然有非同寻常的现象，必定是宝物，把它当补品服用，一定会有好处。何老翁就照朋友说的服用这块根。果然，服用一段时间后，他不仅身体变健壮了，白发也逐渐变得乌黑发亮。

由于何田服用了此药使白发变黑，返老还童，所以，人们就把这藤本植物的块根取名为"何首乌"。

刘寄奴

liú jì nú

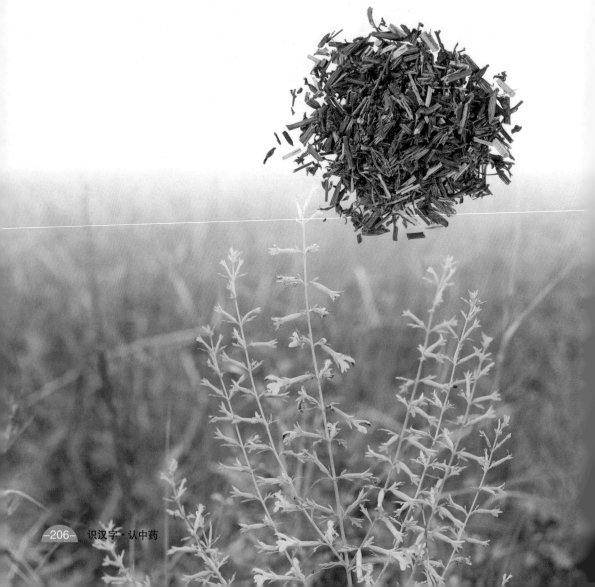

Siphonostegia Herb

【来源】玄参科植物阴行草 *Siphonostegia chinensis* Benth. 的干燥全草。习称"北刘寄奴"。

【性味】苦，寒。

【归经】归脾、胃、肝、胆经。

【功效】活血祛瘀，通经止痛，凉血，止血，清热利湿。

以皇帝乳名命名的中药

刘裕，乳名寄奴，少年时家境贫穷，以打猎为生。一天，他打猎时射伤了一条银白色巨蟒，上前查看时，蛇身却不见了。刘寄奴沿溪寻索，见两个白衣童子，背着药篓，一会儿在向阳山坡上采摘一种开着唇形黄花叫"鬼麻油"的小草，一会儿又跨过小溪，奔向南边的山麓采摘一些近似菊花的奇蒿草，之后又在捣药。便上前问道："你们在为谁捣药？治什么病？"童子说："我王被寄奴射伤，遣我们来采药，捣烂敷在患处就好了。"寄奴一听，吼到："我就是刘寄奴，专来捉拿你们。"两童子急忙逃走，留下药杵臼和草药。后来刘裕驰骋疆场时用此药治愈了不少受伤将士，却不知其名，便以自己乳名命之，将白衣童子北边采的俗称鬼麻油的阴行草，称为北刘寄奴；南边采的奇蒿称为南刘寄奴。这是历史上唯一一个用皇帝乳名命名的中药，一直流传至今。

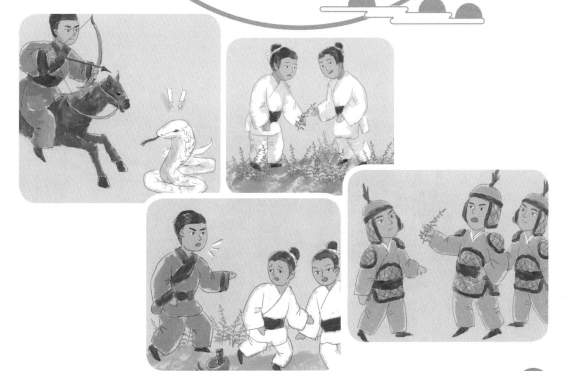

罗汉果

luó hàn guǒ

【来源】葫芦科植物罗汉果*Siraitia grosvenorii* (Swingle) C. Jeffreyex A. M. Lu et Z. Y. Zhang的干燥果实。

【性味】甘，凉。

【归经】归肺、大肠经。

【功效】清热润肺，利咽开音，滑肠通便。

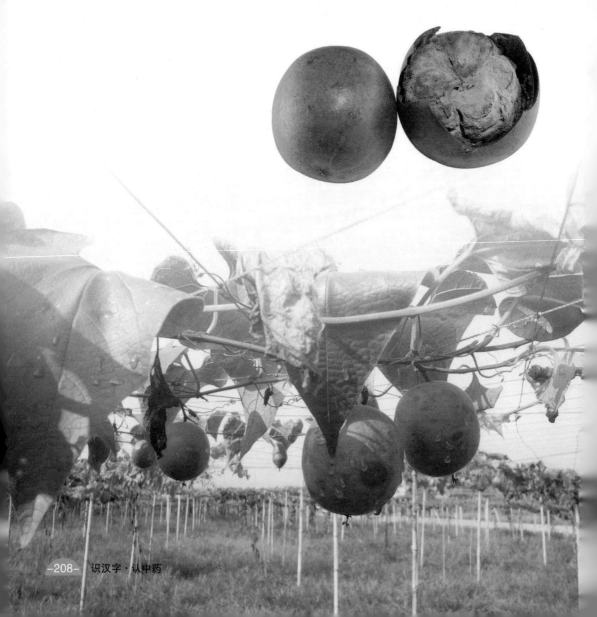

樵夫郎中协力发现罗汉果

相传中国广西永福县的一位罗樵夫，在一次上山打柴时手臂不慎被野蜂蜇伤，疼痛难忍，他顺手从身边一条藤子上摘下一枚野果擦伤，竟然止住胀痛。此事被一位叫汉的郎中所闻，他反复研究野果，发现野果味甘性凉，具有清肺止咳、化痰平喘、利咽润喉和润肠通便之功效，用来治疗咳嗽等病，效果很好。由于樵夫姓罗，郎中名汉，后人为记念他们的功绩，便把这种不知名的野果称之为"罗汉果"。

罗汉果含有罗汉果甜苷，其甜度相当于蔗糖的300倍，且热量极低，是蔗糖最佳的替代品，素有"神仙果"之美称。冲泡罗汉果代茶饮，有清肺止咳、润肠通便的作用。

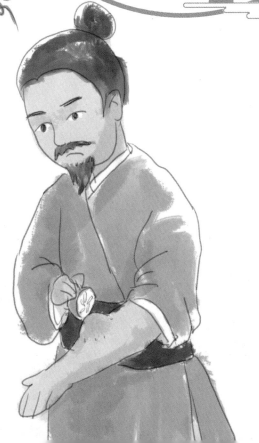

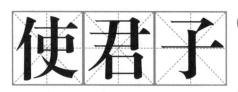

使君子

shǐ jūn zǐ

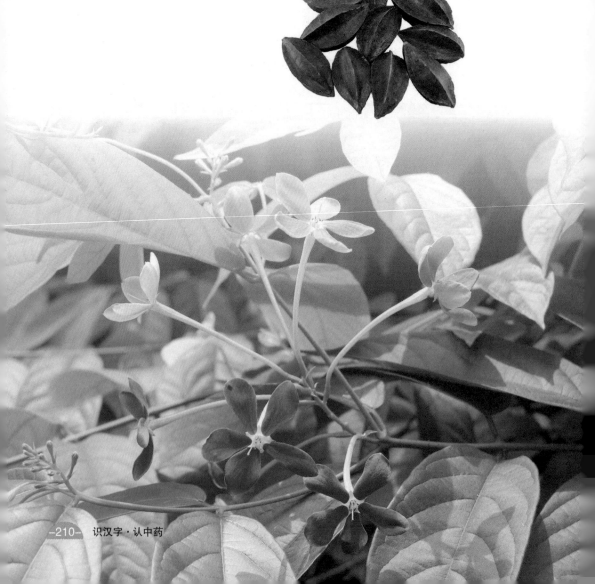

Rangoon creeper Fruit

【来源】使君子科植物使君子*Quisqualis indica* L. 的干燥成熟果实。

【性味】甘，温。

【归经】归脾、胃经。

【功效】杀虫消积。

郭使君用药治小儿蛔虫

宋朝有个叫郭使君的医生，上山采到一种结在藤上的果实，回家后便把果实放到锅中炒，香味四溢。他的孙子闹着要吃，郭使君就让孙儿吃了三颗。没想到次日早晨，孙子大便时竟排出了几条蛔虫。几天后，他再次给孙子服食三颗，孙儿又排出了几条蛔虫。这孙儿本来偏食，面黄肌瘦，吃了这果实不仅驱了虫，而且食欲大增，身体也渐渐强壮起来。

此后，郭医生遇到疳积、虫积的患儿，就酌量使用这种果实去医治，都有效果。人们问起这果实的名字，医生一时想不出，就以自己的名字命名，取名"使君子"。

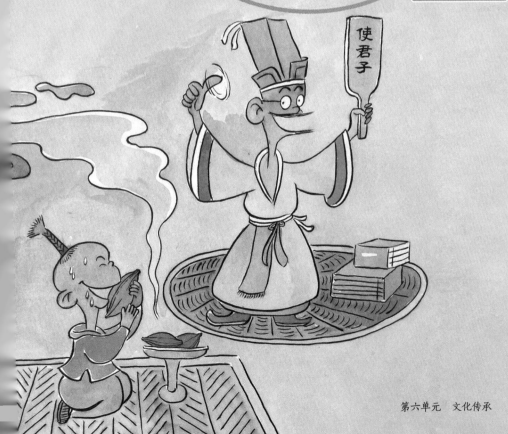

徐长卿

xú cháng qīng

Paniculate Swallowwort Root

【来源】萝藦科植物徐长卿 *Cynanchum
paniculatum* (Bge.) Kitag. 的干燥根和根茎。

【性味】辛，温。

【归经】归肝、胃经。

【功效】祛风，化湿，止痛，止痒。

因疗蛇伤而赐名的"徐长卿"

唐贞观年间，皇帝李世民打猎被毒蛇咬伤，御医们用了许多办法，均不见效，只得张榜招贤。民医徐长卿揭榜进宫，把"蛇痢草"煎好，一日两次让皇帝服下，余下的药液外洗伤口。连用三天，蛇伤痊愈。皇帝十分高兴，问所用何药？徐长卿不敢直言。原来李世民被蛇咬伤后，凡是带"蛇"字的都忌讳。丞相魏征解围道："徐先生，这草药是不是还没有名字？"徐长卿会意，忙说："禀万岁，这草药生于山野，尚无名字，请皇上赐名。"李世民说："是徐先生用这草药治好了朕的病，既不知名，那就叫'徐长卿'吧。"皇帝金口玉言，说一不二，这样一传十，十传百，中草药"徐长卿"的名字也就传开了，而"蛇痢草"的原名反倒鲜为人知。

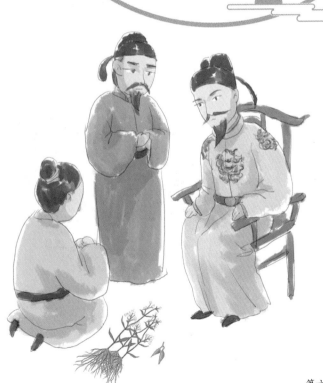

淡豆豉

dàn dòu chǐ

Fermented Soybean

【来源】豆科植物大豆*Glycinemax* (L.) Merr. 的成熟种子的发酵加工品。

【性味】苦、辛，凉。

【归经】归肺、胃经。

【功效】解表，除烦，宣发郁热。

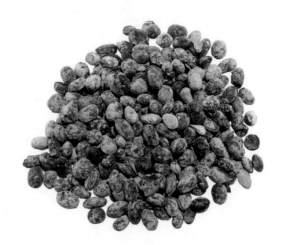

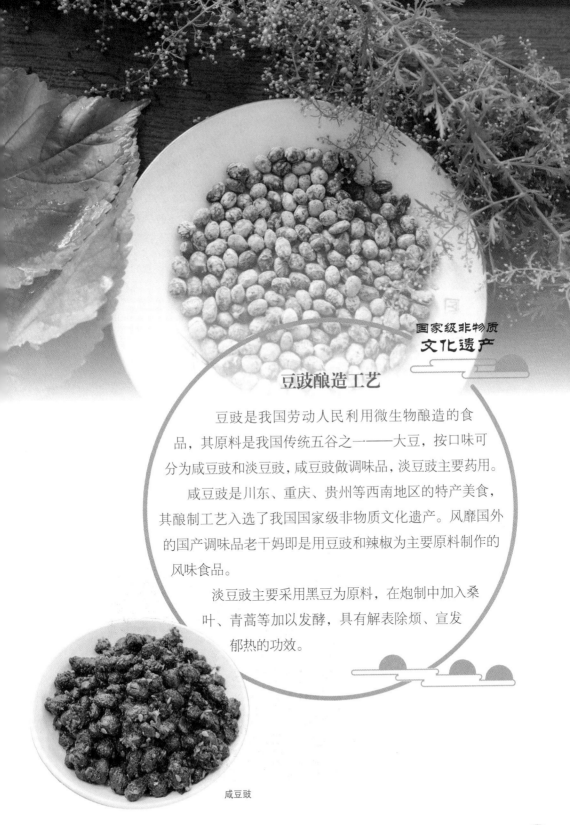

国家级非物质
文化遗产

豆豉酿造工艺

豆豉是我国劳动人民利用微生物酿造的食品，其原料是我国传统五谷之一——大豆，按口味可分为咸豆豉和淡豆豉，咸豆豉做调味品，淡豆豉主要药用。

咸豆豉是川东、重庆、贵州等西南地区的特产美食，其酿制工艺入选了我国国家级非物质文化遗产。风靡国外的国产调味品老干妈即是用豆豉和辣椒为主要原料制作的风味食品。

淡豆豉主要采用黑豆为原料，在炮制中加入桑叶、青蒿等加以发酵，具有解表除烦、宣发郁热的功效。

咸豆豉

青黛

qīng dài

Natural Indigo

【来源】爵床科植物马蓝*Baphicacanthus cusia* (Nees) Bremek.、蓼科植物蓼蓝*Polygonum tinctorium* Ait. 或十字花科植物菘蓝*Isatis indigotica* Fort. 的叶或茎叶经加工制得的干燥粉末、团块或颗粒。

【性味】咸，寒。

【归经】归肝经。

【功效】清热解毒，凉血消斑，泻火定惊。

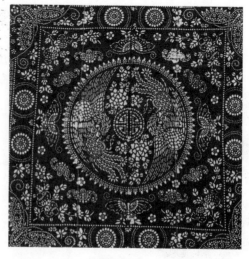

南通蓝印花布

染出蓝白人间
——蓝染

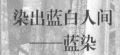

南通蓝印花布、云南白族蜡染、四川自贡蜡染、贵州蜡染等印染工艺入选国家级非物质文化遗产，采用的均是蓝靛染色。

蓝靛染色，俗称"蓝染"，是用从蓝草植物中加工提取出来的蓝靛进行染色。一般操作是采收蓝草后浸泡出液，阳光暴晒使其发酵，捞出茎叶，加入石灰，用力搅拌进行打靛，收集沉淀物即为膏状蓝靛，漂浮在上面的靛花即为中药青黛。染色时，将蓝靛加石灰水配成染液加酒发酵，颜色为黄色，将织物放入染液中上色，最后经空气氧化形成鲜艳的蓝色。

蓝靛的制作工艺同时也是中药青黛的加工过程，制作蓝靛的蓝草也是中药大青叶、蓼大青叶、板蓝根的原植物。

蓝染历史悠久，以手纺、手织、手染的方法制作被面、包袱、头巾等生活用品，印染图案以植物花卉和动物纹样为主，长久以来流传不衰，成为最具代表性的传统手工艺品之一。

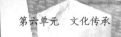

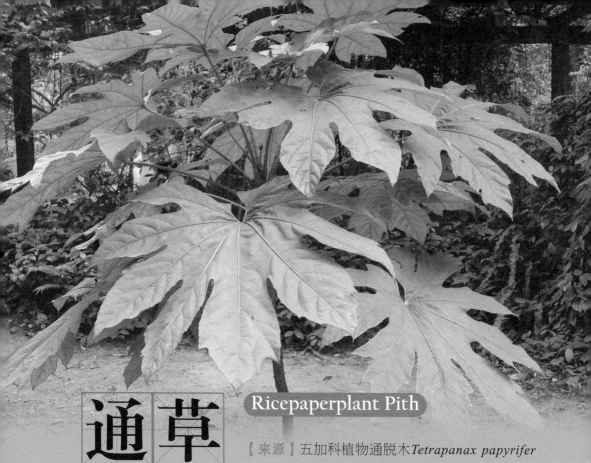

通草

tōng cǎo

Ricepaperplant Pith

【来源】五加科植物通脱木*Tetrapanax papyrifer* (Hook.) K. Koch的干燥茎髓。

【性味】甘、淡，微寒。

【归经】归肺、胃经。

【功效】清热利尿，通气下乳。

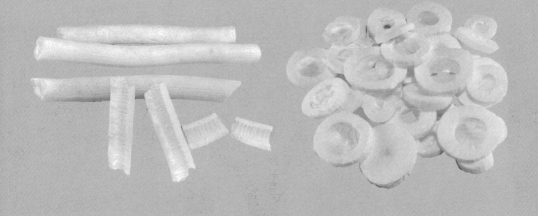

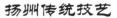

通草花

通草花是以中药通草（即通脱木的茎髓）为原料，经漂白、裱草片、染色、捏瓣、做叶子、传枝干、栽盆、装镜框、整理等多道工艺流程制作而成的一种特色工艺品。其制作工艺十分繁难，从花瓣、花叶到花茎、花盆无不需要制作者悉心揣摩，求准求精。经民间艺人艺术加工而成的通草花，质地柔和，色调秀雅，可与真花媲美，被誉为"永不凋谢的艺术之花"。扬州通草花制作工艺入选江苏省第一批非物质文化遗产。

通草花制作工艺传承人　戴春富

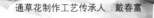

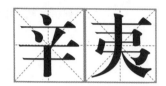

辛夷

xīn yí

Biond Magnolia Flower

【来源】木兰科植物望春花*Magnolia biondii* Pamp.、玉兰*Magnolia denudata* Desr. 或武当玉兰 *Magnolia sprengeri* Pamp. 的干燥花蕾。

【性味】辛，温。

【归经】归肺、胃经。

【功效】散风寒，通鼻窍。

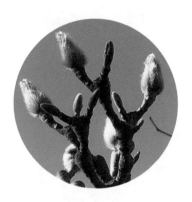

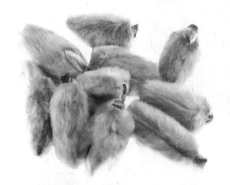

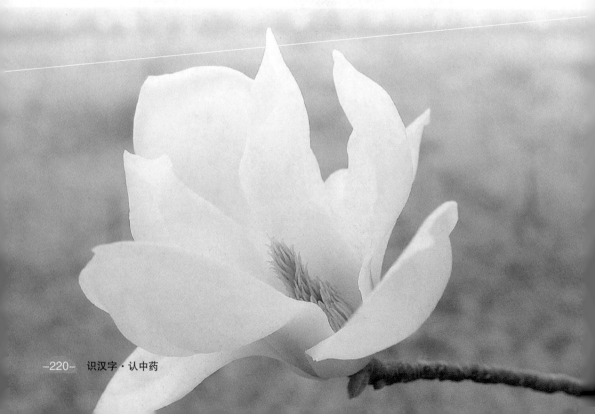

毛猴

　　毛猴是老北京的传统手工艺品，其制作技艺列入北京市第三批非物质文化遗产。做毛猴主要用到了四味中药：蝉蜕（知了壳）做头和四肢，辛夷（玉兰花的花蕾）做身子，白及做黏合剂，木通做道具。

　　毛猴的起源还有这样一个传说。清朝同治年间，北京宣武门外骡马市大街的"南庆仁堂"药铺，掌柜尖酸刻薄，经常打骂伙计，大家敢怒不敢言。某天，店中配药伙计挨了掌柜的骂，正委屈着，突然灵机一动，就用辛夷做躯干，蝉蜕的鼻子做脑袋，前腿做下肢，后腿做上肢，用白及一黏，一个人不人、猴不猴的形象便出现了，像极了尖嘴猴腮的药铺掌柜。就这样，在无意间世上第一个毛猴诞生了。流传到社会后又被有心人加以完善，逐渐形成一种深受人们喜爱的手工艺品。

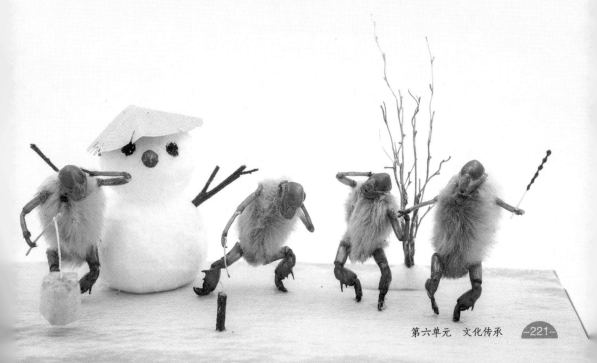

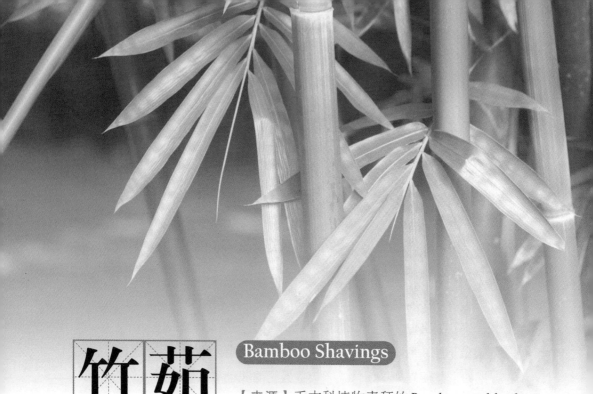

竹茹

zhú rú

Bamboo Shavings

【来源】禾本科植物青秆竹*Bambusa tuldoides* Munro、大头典竹*Sinocalamus beecheyanus* (Munro) McClure var. *Pubescens* P. F. Li或淡竹*Phyllostachys nigra* (Lodd.) Munro var. *henonis* (Mitf.) Stapf ex Rendle的茎秆的干燥中间层。

【性味】甘，微寒。

【归经】归肺、胃、心、胆经。

【功效】清热化痰，除烦，止呕。

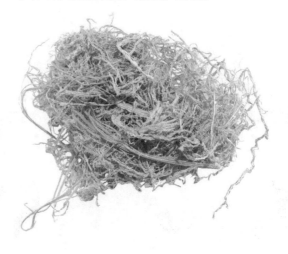

四大发明

造纸术

造纸术是我国古代四大发明之一，我国有丰富的造纸原料——竹资源。竹纸的手工制作流程较为繁复，由砍嫩竹、断筒、削皮、撒石灰、浸漂、腌渍、剥竹麻、压榨、匕槽、踏料、耘槽（打浆）、抄纸、干纸、分拣、裁切等几十道工序组成，列入我国国家级非物质文化遗产。

竹纸质地细腻柔韧，光润洁净，吸水性强，久存不蛀，吸墨性强，用于书画，墨色固定而不易消退。其中青秆竹、大头典竹等的茎秆中间层入药称为竹茹。

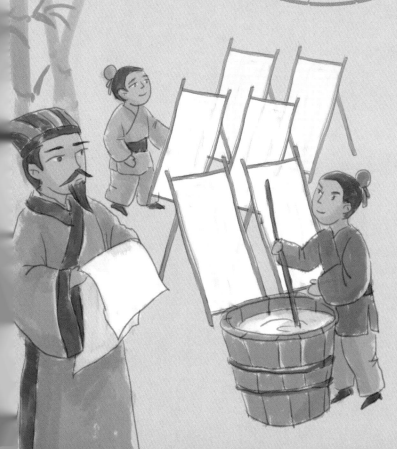

识汉字　认中药